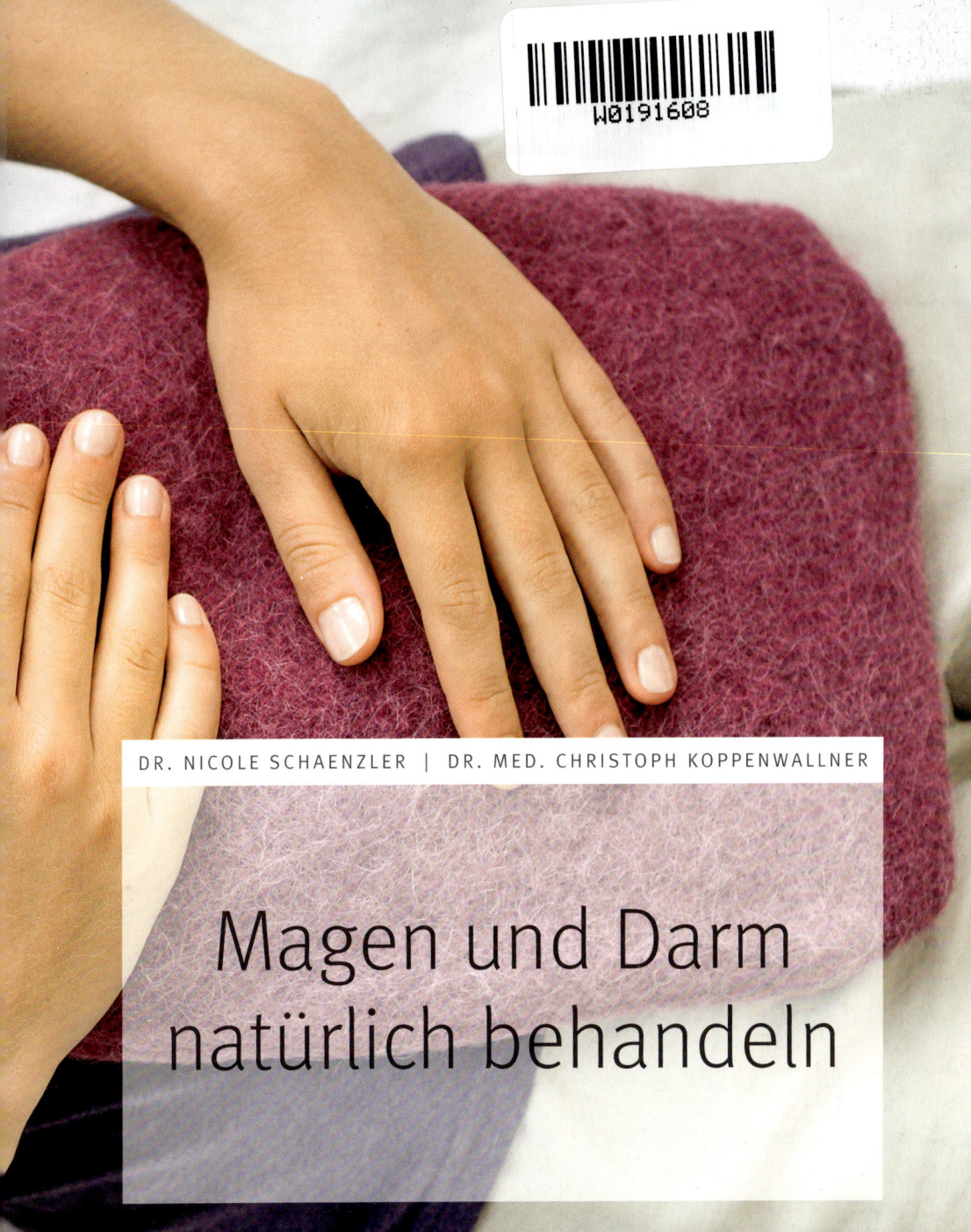

DR. NICOLE SCHAENZLER | DR. MED. CHRISTOPH KOPPENWALLNER

# Magen und Darm
# natürlich behandeln

## THEORIE

## PRAXIS

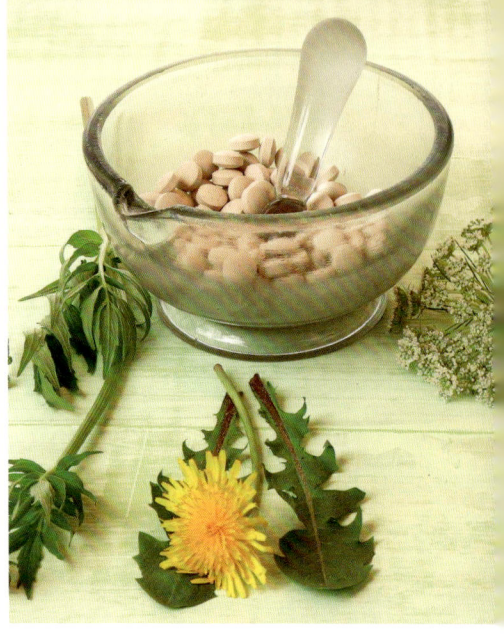

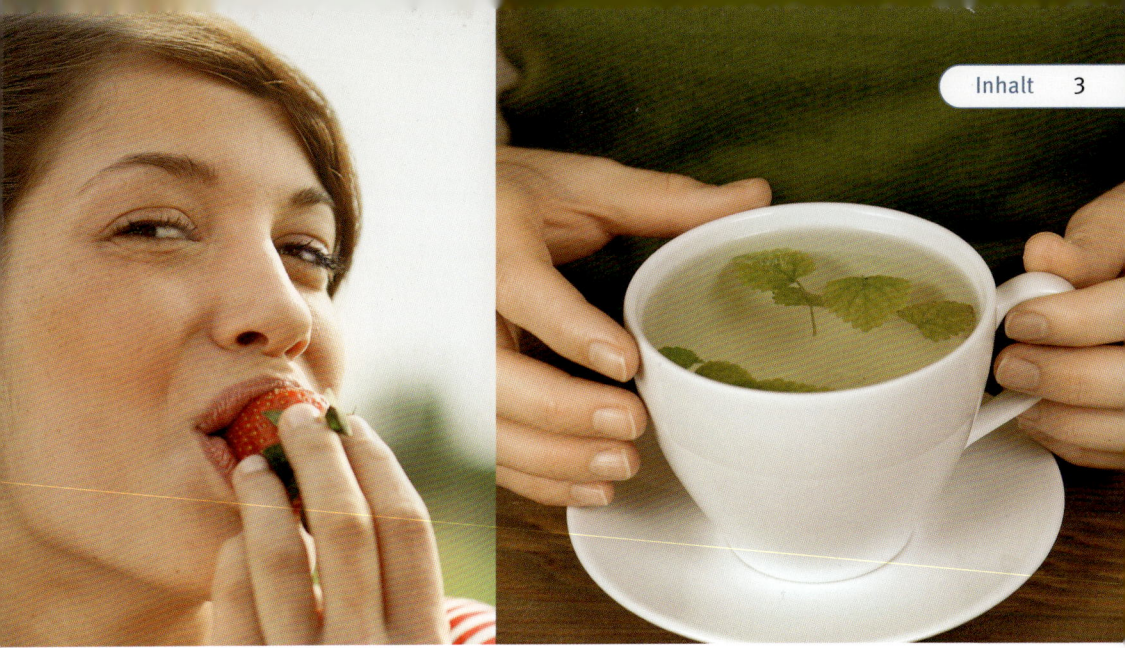

## SERVICE

# DIE AUTOREN

**Dr. Nicole Schaenzler** ist promovierte Philologin und ausgebildete Journalistin. Seit über 15 Jahren ist sie als Medizinjournalistin in München tätig. Als Fachautorin hat sie zahlreiche Bücher zu medizinischen und naturheilkundlichen Themen geschrieben sowie Beiträge zu den Therapiemöglichkeiten der Komplementärmedizin verfasst. Bei GU ist sie Autorin der Ratgeber »Laborwerte«, »Medizinische Fachbegriffe«, »300 Fragen zum Impfen« sowie »Quickfinder Symptome«. Sie ist Herausgeberin eines Gesundheitsmagazins in München.

**Dr. med. Christoph Koppenwallner** absolvierte das Medizinstudium mit Promotion an der Ludwig-Maximilians-Universität, München. Als Stipendiat der Deutschen Forschungsgemeinschaft führte ihn der Weg über das Pathologische Institut der Uni München in die Medizinische Klinik Innenstadt der Uni München. Dort erhielt er von 1974 bis 1983 eine breite internistische Ausbildung. Das Curriculum umfasste die wesentlichen Teilgebiete der Inneren Medizin wie Gastroenterologie, Nephrologie, Endokrinologie, Hämatologie und Onkologie, Kardiologie, Intensivmedizin und Radiologie. Seit 1984 führt Dr. Koppenwallner eine internistische Praxis in München. Schwerpunkte seines Leistungsspektrums sind unter anderem die Gastroskopie, Koloskopie und alle Maßnahmen der Proktologie sowie die Polypektomie.

# EIN WORT ZUVOR

Ein Essen, das schmeckt, ist ein wichtiges Stück Lebensqualität – und es ist gleichzeitig das, was Leben erst möglich macht. Dafür leistet unser Verdauungsapparat Tag und Nacht Schwerstarbeit: Er zerlegt die verzehrte Nahrung in kleinste Bausteine und bereitet sie so auf, dass sie für die Stoffwechselprozesse passgenau zur Verfügung stehen. Bereits geringe Störungen können das Verdauungssystem und damit den gesamten Organismus empfindlich beeinträchtigen. Wer zum Beispiel längere Zeit wegen eines seelischen Tiefs unter Appetitmangel leidet und deshalb zu wenig isst, läuft Gefahr, sich einen Nährstoffmangel und so im Extremfall eine behandlungsbedürftige Krankheit einzuhandeln. Selbst wenn keine unmittelbare Gefahr für den Organismus zu befürchten ist, sollte sich niemand mit stressbedingten Magenschmerzen, ständigen Blähungen oder mit einem trägen Darm abfinden. Hier kann die Naturheilkunde wertvolle Dienste leisten: Mit bewährten Maßnahmen der Ernährungstherapie, Pflanzenheilkunde oder Darmsanierung lassen sich Verdauungsbeschwerden auf sanfte, aber nachhaltige Weise lindern oder sogar heilen. Allen Methoden gemeinsam ist, dass sie nicht nur das einzelne Symptom behandeln, sondern zugleich wichtige Impulse zur Selbstregulierung vermitteln. Welche Verfahren im Einzelnen für Sie geeignet sind, erfahren Sie, wenn Sie unter dem dominanten Symptom nachschlagen: Dort nennen wir Ihnen die wichtigsten Maßnahmen der Naturmedizin sowie häufig eingesetzte Akutmittel der Homöopathie. Zudem geben wir Tipps für eine auf das jeweilige Beschwerdenbild abgestimmte Ernährung sowie für eine gesundheitsfördernde Lebensweise.

Gute Besserung wünschen Ihnen

**Dr. Nicole Schaenzler**
**Dr. med. Christoph Koppenwallner**

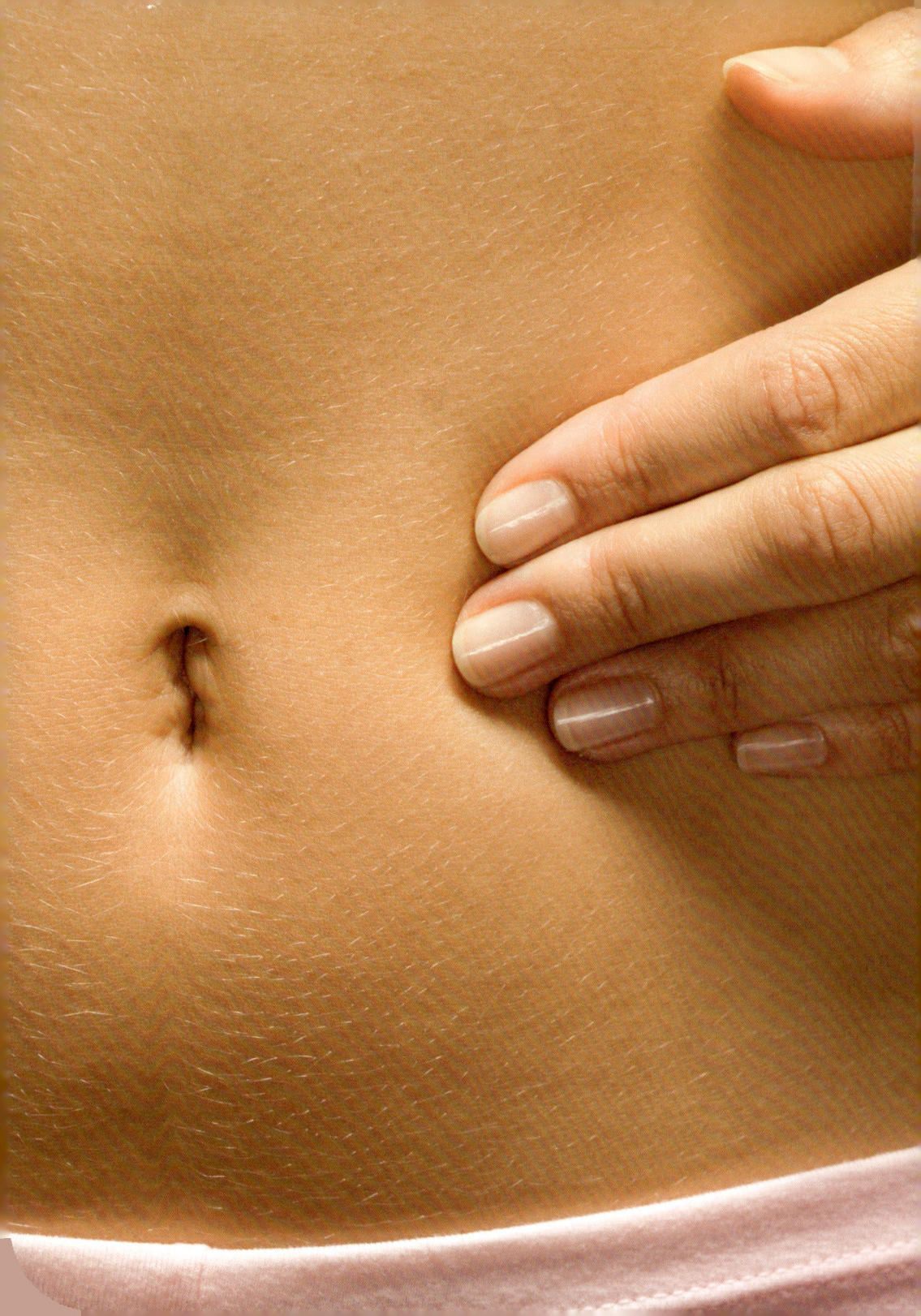

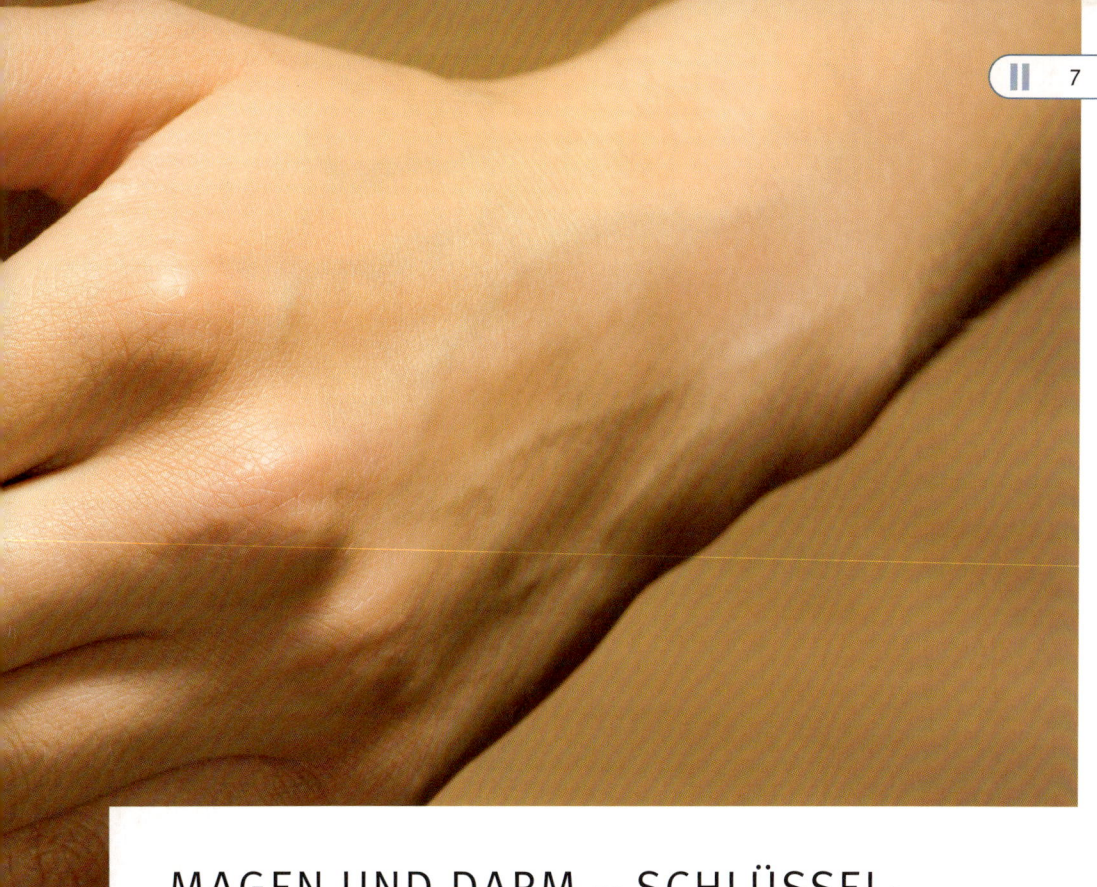

# MAGEN UND DARM – SCHLÜSSEL-ORGANE DER VERDAUUNG

Der Verdauungsapparat stellt ein ausgeklügeltes Netzwerk an Organen dar, das einen reibungslosen Ablauf aller Stoffwechselvorgänge garantiert.

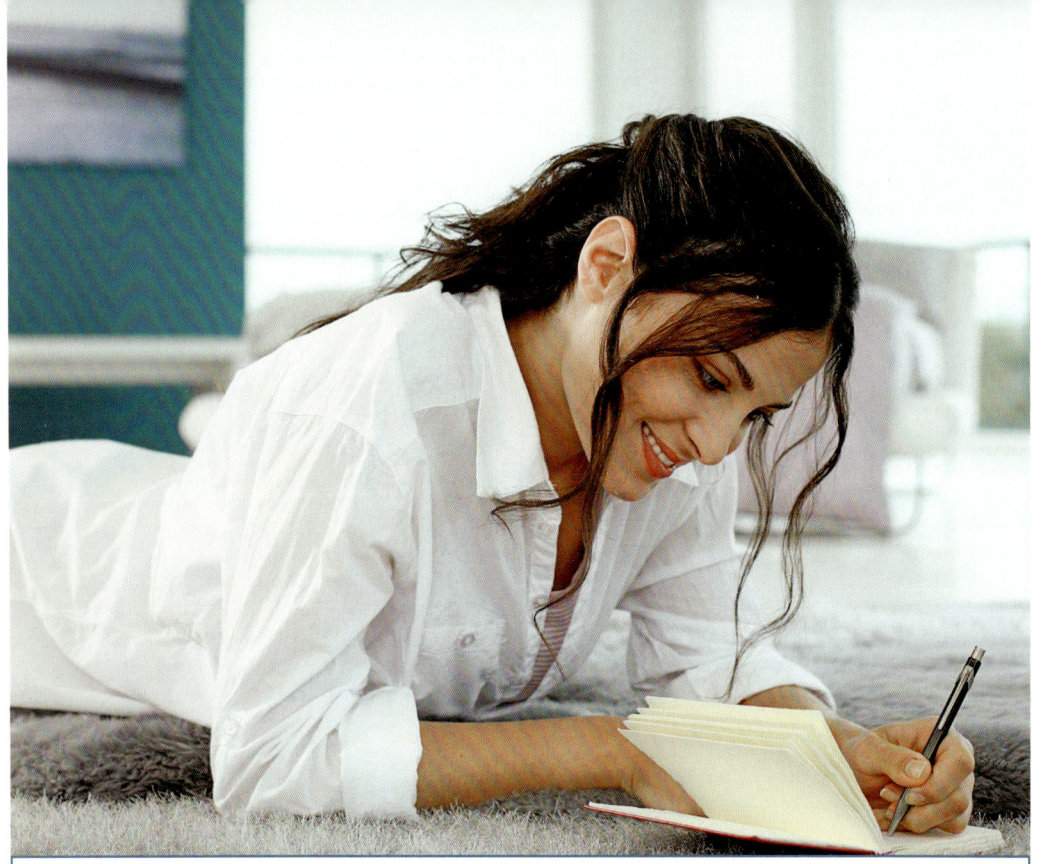

# Magen-Darm-Beschwerden
## aus ganzheitlicher Sicht

**Für viele gehört ein köstliches Essen** zu den schönen, wenn nicht sogar zu den schönsten Dingen des Lebens. Sind unsere Geschmacksknospen zufriedengestellt und fühlen wir uns ausreichend gesättigt, profitiert auch der Seelenzustand: Studien zeigen, dass der Genuss von Speisen, die uns richtig gut schmecken, für einen regelrechten Gute-Laune-Schub sorgt. Bei mehr als 20 Millionen Deutschen ist die positive Stimmung jedoch nur von kurzer Dauer: Gegen Ende der Mahlzeit oder unmittelbar danach, mitunter auch erst einige Stunden später beginnt es im Magen zu drücken oder in der Speiseröhre zu brennen. Oder es rumort im Darm und der Bauch ist aufgebläht: Man fühlt sich im wahrsten Sinn des Wortes überfüllt und versucht, den »peinlichen« Drang zum Abgang von Winden zu unterdrücken. Manchmal ist zunächst kein direkter Zusammenhang zwischen dem Verzehrten und den Symptomen erkennbar. Und doch sind etwa gerade ein zu seltener Stuhlgang und die damit verbundenen unangenehmen Begleiterscheinungen häufig das Ergebnis unserer oft zu einseitigen Essgewohnheiten, die den Darm chronisch unterfordern und ihn so regelrecht träge gemacht haben.

## Funktionell oder organisch bedingt?

Das Spektrum an Verdauungsbeschwerden ist breit gefächert, ebenso kommt eine Vielzahl von Ursachen in Betracht.

> Bei akuten Symptomen liegt der Auslöser meist auf der Hand: Die Mahlzeit war zu fett, zu üppig oder einfach schwer verdaulich. Meist bessern sich die Beschwerden wieder mit dem Fortgang der Verdauung. Verdorbene Speisen rufen – in der Regel bereits wenige Stunden nach dem Essen – häufig besonders heftige akute Reaktionen des Verdauungssystems hervor, wie zum Beispiel krampfartige Bauchschmerzen, Durchfall und/ oder Erbrechen. Auch in diesem Fall ist die Ursache eindeutig und die Beschwerden klingen im Allgemeinen nach einigen Tagen (von selbst) wieder ab.

> Schwieriger gestaltet sich die Ursachenforschung bei Beschwerden, die immer wieder auftreten beziehungsweise die chronisch geworden sind. Oft sind die beklagten Symptome erst einmal nicht spezifisch genug, um sie sofort einem bestimmten Verdauungsorgan zuordnen zu können. Hinzu kommt, dass einige Verdauungsbeschwerden gar nicht vom Magen-Darm-Trakt, sondern von einem anderen Organ(system) auszugehen scheinen. Selbst wenn ausgeschlossen werden konnte, dass dieses Organ erkrankt ist, kann es noch lange dauern, bis der wahre Auslöser der Beschwerden gefunden ist: Denn bei einer Reihe von chronischen Verdauungsbeschwerden lässt sich trotz

**KRANKE SCHILDDRÜSE**
Verdauungsstörungen wie Durchfall oder Verstopfung können auch ein Hinweis auf eine Erkrankung der Schilddrüse sein.

sorgfältiger Untersuchung keine organische Ursache feststellen. Dann liegt, wie es in der Fachsprache heißt, eine funktionell bedingte Störung vor.

Ob »nur« die Funktion eines Verdauungsorgans gestört ist oder ob nachweislich eine krankhafte Organveränderung vorliegt, sagt nicht unbedingt etwas über den Grad der Beeinträchtigung aus. Im Gegenteil: Gerade Patienten mit funktionellen Verdauungsstörungen fühlen sich in ihrer Lebensqualität häufig erheblich beeinträchtigt. Viele durchlaufen einen zermürbenden Marathon von Arzt zu Arzt, der oft in der niederschmetternden Erkenntnis endet, dass eine dauerhafte Besserung der Beschwerden nicht in Sicht ist. Hier kann die Naturheilkunde helfen: zum einen, weil sie Verdauungsstörungen grundsätzlich aus ganzheitlicher Sicht sieht und damit auch dem Betroffenen eine neue Betrachtungsweise seiner Beschwerden eröffnet, zum anderen, weil sie eine Vielzahl von bewährten Behandlungsmöglichkeiten bietet.

## Der Darm – die stärkste Abwehrbastion

**OFFENE FRAGEN** Lange Zeit wurde die Rolle des Darms beim Abwehrkampf unterschätzt. Auch heute ist nur wenig bekannt über das darmspezifische Immunsystem.

Bereits im 16. Jahrhundert brachte es der Arzt und Naturphilosoph Paracelsus auf den Punkt: »Der Tod sitzt im Darm.« Die Naturheilkunde sieht dies bis heute genauso und räumt dem Verdauungstrakt und insbesondere dem Darm eine zentrale Rolle bei der Entstehung von Erkrankungen ein. Deshalb richten Therapeuten häufig erst einmal ihr Augenmerk auf mögliche, bis dahin vielleicht nur wenig beachtete oder sogar unbemerkt gebliebene Störungen im Magen-Darm-Trakt, bevor sie zum Beispiel eine Allergie, Neurodermitis, eine rheumatische Erkrankung oder die Neigung zu Infekten behandeln. Die Erfolge sind verblüffend: Oft können bereits mit einer gezielten naturheilkundlichen Regulierung der physiologischen Darmflora von außen (siehe Seite 41) oder mit einer Ernährungsumstellung viele chronische Beschwerden nachhaltig gelindert werden.

### Größte Kontaktfläche des Körpers nach außen
Entfaltet man die Schleimhäute des Dickdarms und des Dünndarms mit allen Falten und fingerähnlichen Ausstülpungen, den

Zotten, dann ergibt dies eine bis zu 300 Quadratmeter große Gesamtoberfläche. Wie die Haut stellt auch der Verdauungskanal zwischen Mund und After eine Abgrenzung zur Außenwelt dar. Sie liegt allerdings innerhalb des Körpers. Doch im Vergleich zu den zwei Quadratmetern, die die Haut »nur« misst, ist die Kontaktfläche des Darms nach außen riesig.

Zugleich ist der Darm das größte Immunorgan des Körpers und damit der wichtigste Teil unserer Immunabwehr. In der Darmschleimhaut verläuft ein spezielles, komplex aufgebautes Immunsystem entlang des gesamten Darmtrakts: In diesem darmspezifischen (intestinalen) Immunsystem werden über 70 Prozent aller Immunzellen des Körpers gebildet. Zu deren wichtigsten Aufgaben gehört es, krankmachende Mikroorganismen, Parasiten, Allergene und andere körperfremde Substanzen, die wir über die Nahrung in unseren Verdauungstrakt aufnehmen, aufzuspüren und unschädlich zu machen.

Zudem gibt das darmspezifische Immunsystem auf zellulärer Ebene seine Abwehrerfahrungen an die übrigen Schleimhautregionen des Organismus (wie etwa an das Bronchial- oder Harnwegssystem) weiter. Auf diese Weise beeinflusst das Immunorgan Darm faktisch das gesamte Abwehrsystem des Körpers.

## VIELFÄLTIGE AUFGABEN DER DARMFLORA

Darmflora ist der Sammelbegriff für alle im Magen-Darm-Bereich vorkommenden Mikroorganismen, neben Viren und Pilzen vor allem Bakterien. Ihre Hauptwirkungsstätte ist der untere Teil des Darms. Zwar sind auch im Magen und Dünndarm Bakterienarten der Darmflora angesiedelt, die höchste Bakteriendichte (etwa 1,5 Kilogramm!) herrscht jedoch in Dick- und Enddarm. Ebenso besteht die Hälfte der Stuhlmasse aus Bakterien der Darmflora.

Bakterien einer intakten Darmflora sind äußerst aktiv: Neben ihrem Engagement im Rahmen der darmspezifischen Immunabwehr bauen sie unverdauliche Nahrungsbestandteile, vor allem Ballaststoffe, ab, die von den Verdauungsenzymen nicht gespalten werden können und deshalb unverändert in den Dickdarm gelangen. Darüber hinaus sind sie an der Herstellung einiger körpereigener Vitamine beteiligt, wie zum Beispiel Vitamin K.

### Die »guten« Bakterien der Darmflora

Das intestinale Immunsystem ist eng verbunden mit der Darmschleimhaut sowie mit der Bakterienflora des Darms. Der Darmschleimhaut kommt im Abwehrkampf eine wichtige Barrierefunktion zu. Unterstützt wird sie hierbei von den Bakterien der Darmflora, die sich an der Darmwand festsetzen und so die Darmbarriere (siehe Seite 118) verstärken. Außerdem attackieren die Keime im Bedarfsfall krankmachende Erreger beziehungsweise Fremdpartikel und verhindern so, dass sich diese vermehren. Die Gesundheit des Menschen hängt also eng mit einer ausgewogenen Darmflora, einer intakten Darmbarriere und einem reibungslos funktionierenden Darmimmunsystem zusammen.

### Störanfällige Symbiose

**STARKER STUHLGERUCH**
Bei optimaler Verdauung ist der Stuhlgeruch kaum auffällig. Starke, unangenehme Gerüche können dagegen ein Zeichen für eine gesteigerte Aktivität von krankhaften Bakterien im Darm sein.

Derzeit sind mehr als 500 verschiedene Bakterienarten der Darmflora bekannt, darunter auch einige potenziell krankmachende (pathogene) Stämme. Für die Darmgesundheit ist es wichtig, dass die pathogenen und die für den Organismus unschädlichen (= apathogenen) Populationen im Gleichgewicht bleiben. Dafür kontrolliert sich die Darmflora sogar selbst, indem sie zum Beispiel bei Bedarf bestimmte Proteine freisetzt, die das Wachstum pathogener Keime hemmen. Dennoch kommt es vor, dass äußere Faktoren das ausgewogene Gemisch durcheinanderbringen, sodass pathogene Bakterien plötzlich in der Überzahl sind. Ein solches Ungleichgewicht kann sich spontan, zum Beispiel durch eine akute Darminfektion, aber auch schleichend, etwa durch Fehlernährung, entwickeln. Ebenso können bestimmte Medikamente, allen voran Antibiotika, die Zusammensetzung der Darmflora ungünstig beeinflussen. Ziel jeder Antibiotikatherapie ist es, eine bakterielle Infektion zu bekämpfen. Allerdings hemmen Antibiotika sowohl die Bakterien, die uns krank machen, als auch die hilfreichen Bakterien der physiologischen Darmflora. Aktuelle Untersuchungen zeigen, dass bereits nach fünftägiger Einnahme von Antibiotika etwa ein Drittel aller Darmbakterien dezimiert wurden. Zwar erholen sich die meisten Bakterienarten nach Beendigung der Therapie innerhalb von vier Wochen wieder, einige Arten haben jedoch auch nach sechs Monaten noch nicht wieder ihre Aktivität erreicht. Deshalb sollten Sie während der Antibiotikatherapie für ein paar Tage die Gebote der vollwertigen Ernährung (siehe Seite 48) außer Kraft setzen: Meiden Sie vor allem schwer verdauliche Kohlenhydrate und Ballaststoffe, etwa in faserreichem Gemüse oder Obst, um den Darm nicht zusätzlich zu belasten. Raffinierten Zucker sollten Sie dagegen auch weiterhin möglichst wenig verzehren. Tritt trotz der Vorsichtsmaßnahmen starker Durchfall auf, müssen Sie umgehend einen Arzt aufsuchen.

## Eine gestörte Darmflora – Ausgangspunkt für Erkrankungen

Eine Fehlbesiedelung des Darms infolge eines gestörten Gleichgewichts der Darmflora wird Darmdysbiose genannt. Diese kann lange Zeit unbemerkt bleiben, sie kann sich aber auch durch funktionelle Verdauungsbeschwerden wie Blähungen und Durchfall äußern. Ebenso weisen Patienten mit chronischen Darmerkrankungen oder Reizdarm oft eine Darmdysbiose auf. Außerdem sieht die Naturheilkunde einen Zusammenhang zwischen einer gestörten Darmflora und der Entstehung von chronischen Erkrankungen: Erfahrungsgemäß haben viele Allergiker, Neurodermitiskranke und Rheumatiker gleichzeitig eine Darmdysbiose.

**GU-ERFOLGSTIPP** **KEINE ANGST VOR ANTIBIOTIKA**

Schwer verlaufende bakterielle Infektionen sind in unseren Breiten dank Antibiotika selten geworden – und bislang gibt es zu diesen Mitteln auch keine wirkungsvolle Alternative. Deshalb sollte niemand zögern, Antibiotika einzunehmen, wenn sie verordnet wurden. Den Nebenwirkungen von Antibiotika wie Durchfall können Sie vorbeugen, indem Sie parallel Probiotika (siehe Seite 41) einnehmen. Milder wirken probiotische Joghurts (etwa aus dem Naturkostladen), einen durchgreifenderen Effekt haben Präparate aus der Apotheke, die das Milchsäurebakterium Lactobacillus GG (zum Beispiel LGG Kapseln®) oder die Hefe Saccharomyces boulardii (etwa Perenterol®) enthalten. Bei einer schweren Abwehrschwäche darf eine Probiotikatherapie nicht durchgeführt werden! Es sind Fälle bekannt, bei denen die Bakterien ins Blut übertraten und eine Blutvergiftung auslösten.

### Darmdysbiose und Übersäuerung

Auch zwischen der aus naturheilkundlicher Sicht längst zur Zivilisationskrankheit avancierten »Übersäuerung« und einer Darmdysbiose gibt es ungünstige Wechselwirkungen. Normalerweise herrscht in unserem Organismus ein ausgeglichenes Verhältnis von Säure- und Basenanteilen, das den pH-Wert im Blut zwischen 7,37 und 7,45 aufrechterhält. Nur wenn sich Säuren und Basen im Gleichgewicht befinden, können Organe, Gewebe und Körperflüssigkeiten reibungslos ihre Aufgaben erfüllen. Bei Werten unter 7,37 sprechen die Mediziner von Azidose (Übersäuerung), bei Werten über 7,45 von Alkalose (Untersäuerung); pH-Werte unterhalb von 7,1 oder oberhalb von 7,6 zeigen eine potenziell lebensbedrohliche Situation an. Damit der pH-Wert konstant bleibt, müssen die im Stoffwechsel anfallenden sauren Substanzen sowie ein Überschuss an Basen ständig neutralisiert werden. Dies wird über verschiedene Puffersysteme des Blutes und über die Ausscheidungsfunktionen von Lungen und Nieren erreicht.

Aus schulmedizinischer Sicht kommt es praktisch nur im Rahmen schwerer Erkrankungen (etwa durch einen entgleisten Diabetes mellitus, durch schwere Atemstörungen oder eine chronische Nieren- beziehungsweise Leberschwäche) zu schwerwiegenden Störungen des Säure-Basen-Haushalts. Sie kann zudem ausschließlich über eine Blutuntersuchung (und nicht über eine Urinuntersuchung mithilfe von Teststreifen) festgestellt werden. Die Alternativmedizin geht einen Schritt weiter: Nach ihren Schätzungen sind mindestens 50 Prozent der Deutschen – als Folge einer unausgewogenen Ernährung – chronisch übersäuert und leiden unter mehr oder weniger ausgeprägten Beschwerden, und dies meist, ohne es zu wissen.

Auch die Bakterien der Darmflora reagieren, wenn der pH-Wert im Darm (der – je nach Abschnitt – einen pH-Wert von 5,5 bis 6,8 aufweist und damit generell im sauren Bereich angesiedelt ist) in ein zu saures Milieu absinkt: Ihre Fähigkeit, unverdauliche Nahrungsbestandteile wie zum Beispiel Ballaststoffe zu verwerten, lässt nach. Stattdessen erfolgt der Abbau nun über eine unkontrollierte Gärung, bei der nicht nur größere Mengen Gase

**TIPP**
Um erste Hinweise auf eine Übersäuerung Ihres Urins zu bekommen, sollten Sie über mehrere Tage täglich fünfmal Ihren Urin mithilfe eines Urin-Streifen-Tests überprüfen. Liegen die pH-Werte tagsüber ständig unter 6, könnte eine Übersäuerung des Bindegewebes vorliegen.

(Blähungen!), sondern auch vermehrt saure Abfall- und andere schädliche Gärungsprodukte entstehen. Weniger robuste Bakterienarten stellen ihre Tätigkeit sogar ganz ein und sterben ab, wodurch die Fehlbesiedelung der Darmflora zunimmt. Außerdem können die Gärungs- und Fäulnisprodukte nun über die Darmschleimhaut ins Blut gelangen und sich in den Körpergeweben ablagern. Langfristig kann die Darmschleimhaut selbst Schaden nehmen, da auch sie nicht vor den permanenten Angriffen der Giftstoffe und Säuren gefeit ist. Eine geschädigte Darmschleimhaut hat nicht nur eine eingeschränkte Nährstoffversorgung des Organismus und damit über kurz oder lang Mangelerscheinungen zur Folge, sondern es können im Körper auch Entzündungen, Allergien und andere Immunreaktionen ausgelöst werden, so zum Beispiel Angriffe des Immunsystems gegen körpereigene Strukturen (Autoimmunerkrankungen, Seite 118).

Diese fatale Kettenreaktion kann ebenso durch eine Darmdysbiose in Gang gesetzt werden: Dominieren pathogene Keime die Darmflora, nehmen mit der Zeit die problematischen Gärungsprozesse überhand, die wiederum stark säurebildend sind – der Säure-Basen-Haushalt gerät aus dem Lot, der Organismus übersäuert.

### Schleichende Übersäuerung des Bindegewebes

Das eigentliche Krankheitsgeschehen spielt sich bei der Übersäuerung aus naturheilkundlicher Sicht im Bindegewebe ab. Da sich das Bindegewebe durch den ganzen Körper zieht, können

---

## DARAUF REAGIERT IHR KÖRPER SAUER

> Auf zu viel tierisches Eiweiß, Zucker, Fett
> Auf zu wenig Frischkost wie basische Gemüse (zum Beispiel Kartoffeln, Wurzelgemüse, grünes Blattgemüse)
> Auf Säfte, gesüßten Kaffee und kohlensäurehaltige Mineralwässer (»stilles« Wasser ist dagegen die ideale Ergänzung zur basischen Ernährungsweise, siehe Seite 46)
> Auf Genussgifte wie Nikotin und Alkohol
> Auf zu wenig Bewegung
> Auf zu viel Sport (Überanstrengung!)
> Auf Stress

---

mit der Zeit auch Organfunktionen beeinträchtigt werden. Den offenkundigen Krankheiten gehen oft unspezifische Symptome wie Unruhe, Müdigkeit, Schlaf- und Konzentrationsstörungen voraus. Fühlt man sich über Wochen stark eingeschränkt, ohne dass man eine konkrete Ursache ausmachen kann, raten Entsäuerungsexperten zu einer Überprüfung des Säure-Basen-Haushalts bei einem Heilpraktiker. Selbsttests zur Ermittlung des Urin-pH-Werts mithilfe eines Lackmusstreifens aus der Apotheke können erste Hinweise geben.

### Diagnose und Therapie einer Darmdysbiose

In der Naturheilpraxis kann eine Darmdysbiose mithilfe einer Laboranalyse der Stuhlflora nachgewiesen werden. Menge und Art der Bakterien lassen zudem Rückschlüsse auf den Grad der Störung zu. Oft genügt eine mikrobiologische Therapie (siehe Seite 41), um das natürliche Gleichgewicht der Darmflora wiederherzustellen; eventuell empfiehlt sich eine Kombination mit anderen Maßnahmen, zum Beispiel mit einer Colon-Hydro-Therapie (siehe Seite 40). Zur Darmregeneration trägt auch eine mehrwöchige Kur mit naturbelassenen Sauermilchprodukten und sauer vergorenem Gemüse (zum Beispiel Sauerkraut) bei.

## Verdauung und Psyche

Wechselwirkungen zwischen psychischem Befinden und körperlichen Symptomen fehlen eigentlich bei keiner Krankheit. Niemand wird sich rundum wohlfühlen, wenn er durch eine Erkrankung geschwächt oder durch Schmerzen im täglichen Leben beeinträchtigt wird. Es kommt jedoch vor, dass Gesundheitsstörungen direkt durch Stressbelastungen oder seelische Konflikte ausgelöst werden oder sich zumindest durch diese verschlimmern. Dies ist bei Störungen und Erkrankungen des Verdauungstrakts besonders häufig der Fall. Bildliche Redewendungen wie »Das schlägt mir auf den Magen«, »Das verursacht mir Bauchschmerzen«, »Da läuft mir die Galle über«, »Ich habe einen Kloß im Hals« oder »Das ist mir sauer aufgestoßen« verdeutlichen, wie präsent das Wechselspiel zwischen starken Emotionen und der

**KRANK DURCH STRESS**
Hans Selye (1907–1982), ungarisch-kanadischer Physiologe und Experimentalpathologe in Montreal, Kanada, gilt als Pionier der Stressforschung. Er wies nach, dass eine längerfristige Stressbelastung zu Krankheiten wie Bluthochdruck und Herzinfarkt, aber auch zu Angsterkrankungen führen kann.

unmittelbaren körperlichen »Abwehr-« oder »Überreaktion« im Magen-Darm-Trakt ist. Werden wir gefragt, wo genau wir in unserem Körper Freude und Leid, Wohl- oder Unbehagen spüren, gibt die Mehrzahl von uns den Bauch an.

Die Möglichkeit, die Verdauung durch psychische Reaktionen wie Angst (»Gefahr droht!«) oder Wut (»Ich muss mich verteidigen!«) beeinflussen zu können, ist Teil einer Notfallstrategie aus unserer Urzeit. Darauf greift der Organismus mithilfe des vegetativen Nervensystems (siehe Seite 121) in bedrohlichen Situationen zurück, um rasch und flexibel reagieren zu können. Bei Gefahr werden umgehend Stresshormone (Adrenalin, Kortison und Glukagon) freigesetzt; der Herzschlag beschleunigt sich, die Atemfrequenz steigt. So konnte der Mensch der Vorzeit schnell auf einen Angriff reagieren. Da in einer solchen Situation Verdauungsprozesse nur wertvolle Energie rauben, wird gleichzeitig die Verdauungstätigkeit gedrosselt. Nach diesem Muster arbeitet das Notfallprogramm auch heute noch in uns – und in aller Regel, ohne dass wir allzu sehr davon beeinträchtigt werden. Da aber in unserer Zeit die Angriffe eher auf die Psyche erfolgen, entsteht ein Druck im Magen oder ein Kloßgefühl im Hals; sie sind zwar unangenehm, vergehen jedoch rasch wieder, wenn die Anspannung vorbei ist. Bei manchen Menschen reagiert der Magen-Darm-Trakt jedoch äußerst sensibel: Starke Gefühle oder seelische Belastungssituationen lösen bei ihnen heftige Verdauungsbeschwerden aus, die manchmal sogar tagelang anhalten, obwohl das auslösende Ereignis längst vorüber ist.

## Enterisches Nervensystem – weitgehend autonom

Nach wie vor sind die komplexen Zusammenhänge zwischen Psyche und Verdauungssystem nicht geklärt. Seit Kurzem gibt es jedoch erste Ansätze eines Erklärungsmodells: Hierbei steht das enterische (von enteron, der Darm) Nervensystem im Mittelpunkt. Dieses komplexe, zwischen Schleimhaut und Muskeln gelegene Geflecht (= Plexus) aus Nervenzellen durchzieht nahezu den gesamten Verdauungstrakt und kontrolliert alle Verdauungsprozesse. Seine beiden Hauptkomponenten – Plexus myentericus,

**NERVUS VAGUS**
Die Rückmeldung des enterischen Nervensystems an das Gehirn findet über den 10. Hirnnerv, den Nervus vagus, statt. Er ist hauptsächlich an der Regulation der Tätigkeit fast aller inneren Organe beteiligt.

Plexus submucosus – sind in der Darmwand eingebettet. Die Bedeutung des enterischen (auch darmassoziierten) Nervensystems, das dem vegetativen Nervensystem zugeordnet wird, ist lange Zeit unterschätzt worden. Inzwischen weiß man jedoch, dass die Zahl seiner Nervenzellen (mehr als 100 Millionen) über der des Rückenmarks liegen dürfte – einige Wissenschaftler meinen sogar, dass das enterische System bis zu vier- bis fünfmal mehr Nervenzellen besitzt. Zudem werden im enterischen Nervensystem Nervenbotenstoffe produziert, darunter auch Dopamin und Serotonin. Letzterer ist unter anderem maßgeblich für unsere Stimmungs- beziehungsweise Gefühlslage verantwortlich. Zusammen mit den Hormonen, die in der Darmwand produziert werden, steuert das enterische Nervensystem die Funktionen des Magen-Darm-Trakts weitgehend autonom: Darmtätigkeit, Nahrungstransport und die Mechanismen der Selbstreinigung (siehe Seite 121) werden im Wesentlichen in Eigenregie gesteuert. Gleichwohl ist das enterische System mit dem Gehirn über Nervenbahnen verbunden und steht so in ständigem Kontakt mit ihm. Es versorgt das Gehirn laufend mit einer Vielzahl von Informationen. Inwieweit diese Erkenntnis eines Tages dazu beitragen wird, Phänomene wie »Intuition« oder die viel beschworene »Bauchentscheidung« zu erklären, bleibt abzuwarten. Fest steht jedoch: Was im Bauch geschieht, bleibt dem Gehirn nicht verborgen. Umgekehrt nimmt aber auch das enterische System aktiv an den Wahrnehmungen des Gehirns teil durch Signale vom Kopf zum Bauch. Die Psyche und das Verdauungssystem sind also weitaus enger miteinander verwoben als lange angenommen.

**FEHLFUNKTIONEN**
Vermutlich sind Fehlfunktionen des enterischen Nervensystems an der Entstehung der Crohn-Krankheit (siehe Seite 99) und Colitis ulcerosa (siehe Seite 97) beteiligt. Sicher ist, dass in den entzündeten Darmabschnitten bestimmte Nervenzellen des enterischen Systems zu viel vorhanden sind.

### Das Gedächtnis im Bauch

Interessant ist, dass im enterischen System die gleichen Substanzen und Moleküle nachgewiesen wurden, die auch im Gehirn für Denken, Fühlen und Erinnerung zuständig sind – deshalb wird das enterische System auch als »kleines Gehirn« oder »Gehirn des Bauches« bezeichnet. Dieses »Bauchhirn« scheint ebenso lernfähig wie das »Kopfhirn« zu sein; zudem reagiert es zum Beispiel durch Hemmung oder Freisetzung von Nervenbotenstoffen unmittelbar auf Gefühle. Bereits die Erfahrungen und Gefühle aus frühester Kindheit werden vom »Bauchhirn« gespeichert, mit bestimmten vegetativen Reaktionsmustern verknüpft und dann sofort abgerufen, wenn sich eine ähnliche Situation ergibt: Der unangenehme Druck im Magen, wenn ein schwieriger Termin bevorsteht, oder der Durchfall vor einer wichtigen Prüfung sind vermutlich früh entwickelte, von den Nervenzellen des limbischen Systems im Gehirn (siehe Seite 120) initiierte und vom enterischen System umgesetzte Alarmsignale, die uns meist unser Leben lang begleiten. Aber auch erlernte Fehlfunktionen scheinen im »Bauchhirn« über viele Jahre präsent zu bleiben. So könnten funktionelle Verdauungsstörungen auf Erinnerungsspuren im »Bauchhirn« zurückgehen – ausgehend zum Beispiel von lange zurückliegenden Stresserfahrungen oder starken emotionalen Belastungen. Denkbar ist auch, dass eine gestörte Kommunikation zwischen »Bauch-« und »Kopfhirn« dahinter steckt: Gerade in Zeiten psychischer Dauerbelastung stehen beide Gehirne in ständiger Alarmbereitschaft, um durch die blitzschnell eingeleitete Freisetzung von Hormonen, Nervenbotenstoffen und Nervenübertragungen auf den Notfall reagieren zu können. Ist keine Entspannung in Sicht, könnten sich die vegetativen Begleiterscheinungen verstärken und verselbstständigen und so schließlich zum Ausgangspunkt für dauerhafte Magen-Darm-Probleme werden.

### GU-ERFOLGSTIPP    STRESSMUSTER DURCHBRECHEN

Wenn Sie bei starker Anspannung oder auf heftige Emotionen immer wieder mit Verdauungsstörungen reagieren, kann es sein, dass Ihr Bauchhirn bereits auf Beschwerden programmiert ist. Durchbrechen Sie den Teufelskreis, indem Sie mithilfe eines Therapeuten die Stressfaktoren analysieren und angemessene Strategien entwickeln, um mit akut belastenden Situationen besser umgehen zu können. Dazu gehören das Erarbeiten konkreter Verhaltensmaßnahmen, wie Einplanen und Einhalten regelmäßiger Ruhephasen oder Anwenden von Strategien zur Konfliktbewältigung, die Sie mit dem Therapeuten entwickelt haben, sowie das Erlernen von Entspannungstechniken wie Autogenes Training.

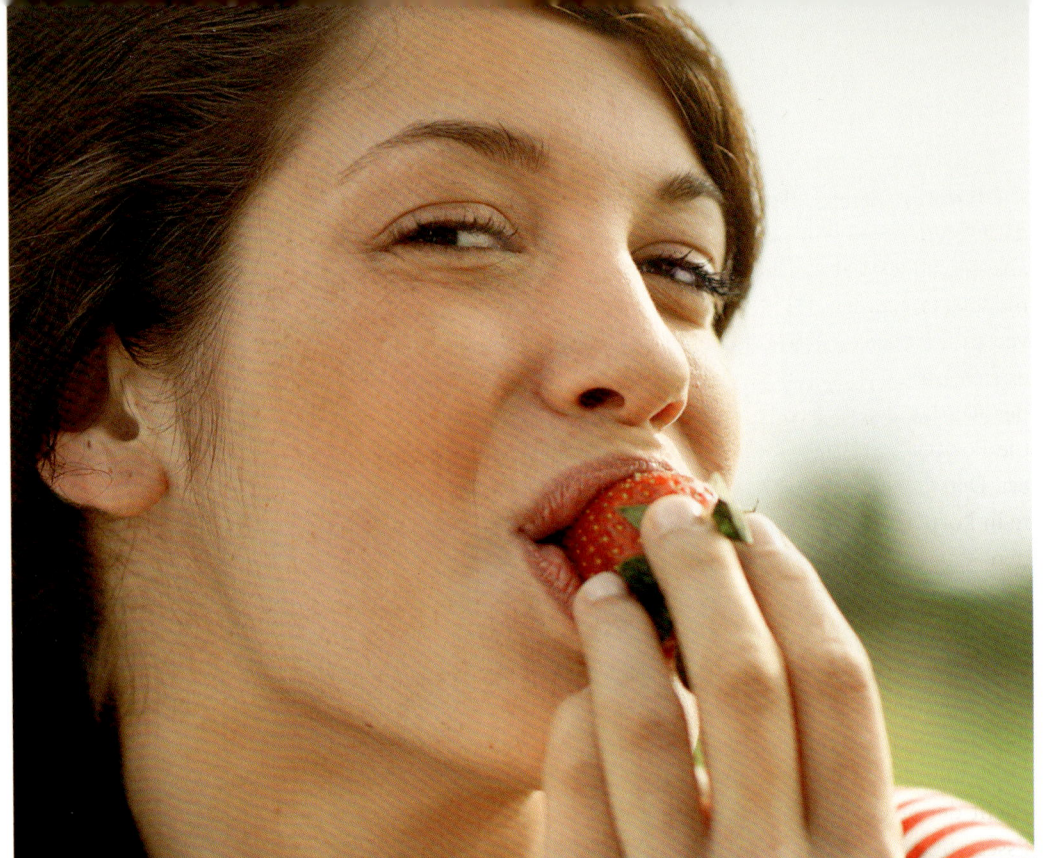

# So funktioniert
## die Verdauung

**In 75 Lebensjahren verzehren wir** rund 30 Tonnen Lebensmittel und trinken mehr als 50 000 Liter Flüssigkeit. Die Nahrung muss stets gut verdaut sein, denn so, wie wir sie zu uns nehmen, kann der Körper sie nicht verwerten: Erst wenn Obst und Gemüse, Fleisch und Fisch, Milchprodukte und Brote vom Verdauungssystem systematisch aufbereitet wurden, können die Nährstoffe, die in ihnen stecken, vom Körper genutzt werden. Die mechanische und chemische Umwandlung der aufgenommenen Nahrungsbestandteile in aufnehmbare (resorbierbare) Substanzen wird Verdauung genannt. Sie findet im Magen-Darm-Trakt statt, beginnt aber schon im Mund. Dass der Prozess der Verdauung gleichermaßen koordiniert wie effizient abläuft, dafür sorgen über Nerven und Hormone fein regulierte Mechanismen. Hierbei handelt es sich um ein komplexes Zusammenspiel, das die Absonderung der Verdauungssäfte, die einzelnen Verdauungsvorgänge sowie die Fortbewegung des Nahrungsbreis in Magen und Darm steuert. Den Umbau der nach der Verdauung entstandenen Nährstoffe in körpereigene Stoffe, deren Speicherung im Organismus und den Abbau der Substanzen bezeichnet man als Stoffwechsel (Metabolismus). So werden zum Beispiel aus Stoffen, die der Körper durch die Verdauung von tierischem Eiweiß gewinnt, den sogenannten Aminosäuren, Körperzellen aufgebaut. Der Zucker aus der Spaltung von Kohlenhydraten dient der Energiegewinnung.

## Der Weg der Nahrung durch den Körper

Nicht der »leere« Bauch, sondern das Gehirn animiert uns zum Essen: In einem Bereich des Gehirns, dem Hypothalamus (siehe Seite 119), laufen alle Meldungen zusammen, die über Nervensignale, Hormone und Botenstoffe aus dem Magen-Darm-Trakt übermittelt werden. Diese Schaltzentrale reguliert abhängig vom Stand der Energiereserven unser Essverhalten: Lässt der Energiezustand von Muskeln, Organen und Fettgewebe zu wünschen übrig, verspüren wir Hunger; melden die zuständigen Hormone und Botenstoffe, dass der Bedarf gedeckt ist, sind wir satt.

### Erste Station: der Mund

Bereits mit dem ersten Bissen wird der Verdauungsprozess in Gang gesetzt. Während die Nahrung von den Zähnen zerkleinert wird, produzieren die Speichelzellen vermehrt Speichel. Dieser sorgt dafür, dass aus der zerkleinerten Nahrung ein schluckfähiger Brei wird; außerdem leiten die im Speichel enthaltenen Enzyme (Speichel-Amylase) die chemische Verdauung ein, indem sie die in der Nahrung enthaltenen Kohlenhydrate aufspalten. Sobald der von den Zähnen zermalmte, vom Speichel vorverdaute

**BESCHLEUNIGUNG DURCH ENZYME**

Enzyme sind kleine Eiweißstoffe, die chemische Reaktionen erst ermöglichen und beschleunigen (sogenannte Katalysatoren). Beim Verdauungsprozess wird jede Einzelreaktion durch ein bestimmtes Enzym auf diese Weise beeinflusst.

## VERDAUUNGSSYSTEM

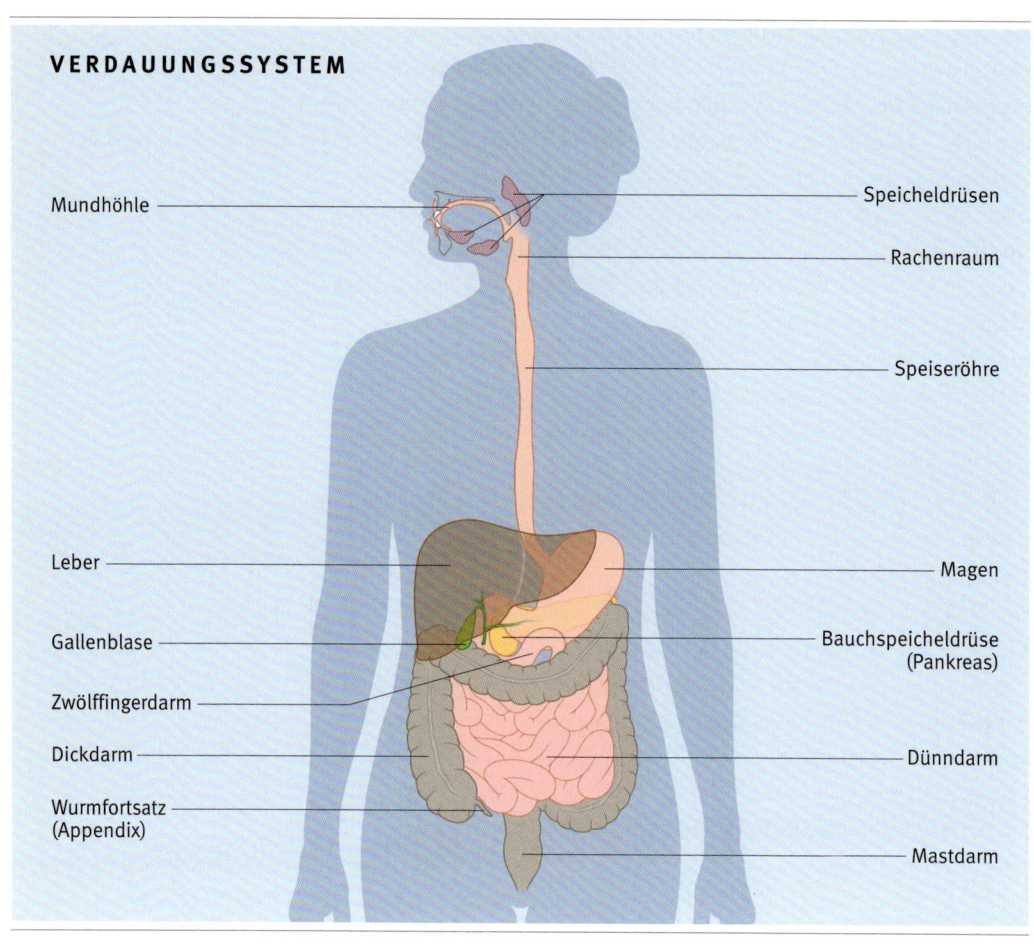

Mundhöhle

Speicheldrüsen

Rachenraum

Speiseröhre

Leber

Magen

Gallenblase

Bauchspeicheldrüse
(Pankreas)

Zwölffingerdarm

Dickdarm

Dünndarm

Wurmfortsatz
(Appendix)

Mastdarm

Die Aufspaltung der Nahrung in Nährstoffe, die Verdauung, findet in Mund, Magen und Darm statt. Unterstützt wird sie durch Speichel, Galle und Pankreassekret.

und von der Zunge durchgeknetete Nahrungsbrei in den Rachen gelangt, wird der Schluckreflex ausgelöst. Dadurch wird der Speisebrei in die schlauchförmige, etwa 25 Zentimeter lange Speiseröhre (Ösophagus) befördert. Um zu verhindern, dass dabei Speiseanteile in die Luftröhre gelangen, legt sich der Kehlkopfdeckel während des Schluckvorgangs über die Öffnung des Kehlkopfs. Die Speiseröhre dient vor allem dem Nahrungstransport: Die Muskelschicht der Speiseröhrenwand schiebt den Bissen durch wellenförmige Bewegungen (Peristaltik) vor sich her und sorgt so dafür, dass er aktiv in Richtung Magen geschoben wird.

An ihrem oberen und unteren Ende wird die Speiseröhre von zwei Ringmuskeln (Sphinkter) verschlossen. Hat der Nahrungsbrei den unteren Abschnitt der Speiseröhre erreicht, öffnet sich der untere Schließmuskel – der Speisebrei gelangt in den Magen.

## Zweite Station: der Magen

Im linken Oberbauch, unterhalb des Zwerchfells gelegen und teilweise etwas vom linken Rippenbogen überdeckt, befindet sich der Magen (Ventriculus), ein j-förmiges Hohlorgan, das vom Bauchfell umhüllt wird (siehe Illustration, Seite 24). Der Magen ist mit einem Fassungsvermögen von etwa 1,5 Litern ziemlich dehnbar. Anatomisch gesehen gliedert er sich in vier Teile:

> Am Mageneingang (Kardia) geht die Schleimhaut der Speiseröhre in die des Magens über.
> Der Magengrund (Fundus) wird wegen seiner nach oben gewölbten Form auch Magenkuppel genannt. Hier sammelt sich die unter anderem beim Essen geschluckte Luft.
> Der Magenkörper (Corpus) macht den überwiegenden Teil des Magens aus. Hier liegt der Speisebrei und wird durch die Muskeltätigkeit des Magens durchgeknetet und mit Magensäure sowie Enzymen versetzt.
> Der Magenausgang (Pylorus) ist durch den ringförmigen Magenschließmuskel zum angrenzenden Zwölffingerdarm (erster Teil des Dünndarms) verschlossen. Er ist Teil des Pförtnerabschnitts, des untersten Magenbereichs.

Die Magenwand ist zwei bis drei Millimeter dick. Sie besteht aus einer Muskelschicht, die für die Magenbewegungen zum Durchmischen des Speisebreis zuständig ist, sowie aus der bindegewebigen Submukosa (siehe Seite 121) und der Magenschleimhaut. Diese ist durch eine besondere Struktur gekennzeichnet: So besteht die Schleimhautoberfläche aus zahlreichen großen Falten, die an der rechtsseitigen kleinen Krümmung des Magens längs verlaufen und die sogenannte Magenstraße bilden. Dies ist eine direkte Verbindung von Magenein- und -ausgang. Durch diese Straße fließen Wasser und andere Flüssigkeiten auf schnellstem Weg durch den Magen in den Zwölffingerdarm. So wird eine Ver-

## WEG DER NAHRUNG DURCH DEN MAGEN

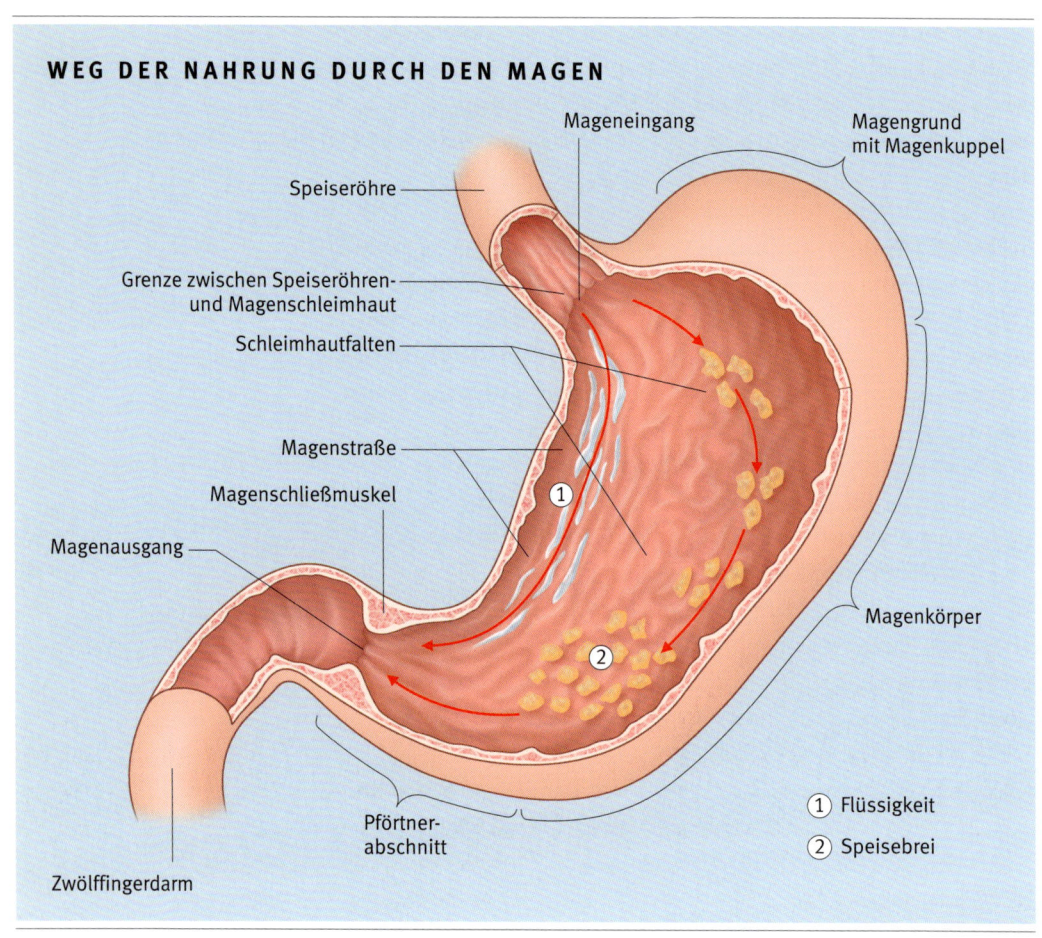

Speiseröhre

Grenze zwischen Speiseröhren- und Magenschleimhaut

Schleimhautfalten

Magenstraße

Magenschließmuskel

Magenausgang

Zwölffingerdarm

Mageneingang

Magengrund mit Magenkuppel

Magenkörper

Pförtner- abschnitt

① Flüssigkeit
② Speisebrei

Flüssigkeiten wie Wasser durchfließen den Magen über die Magenstraße. Der Nahrungsbrei wird im Magenkörper mit Magensaft versetzt.

dünnung der Magensäure (siehe Seite 25) verhindert. Auf den Auffaltungen der übrigen Magenschleimhaut befinden sich die salzsäure- und enzymproduzierenden Magendrüsen: die Belegzellen, die die Salzsäure herstellen, die Hauptzellen, die eine Vorstufe des eiweißspaltenden Enzyms Pepsin (Pepsinogen) bilden, die Nebenzellen, die zum Schutz vor Selbstverdauung durch Salzsäure und Pepsine einen zähen Schleim für die Schleimhautoberfläche bilden, und die G-Zellen, die das Gewebshormon Gastrin produzieren. Das Gastrin regt unter anderem die Magenbeweglichkeit sowie die Haupt- und Belegzellen zur Sekretion an.

### Eiweißverdauung beginnt im Magen

Aufgabe des Magens ist es, die vorverdaute Nahrung mit saurem Magensaft zu vermischen, die Eiweiße der Nahrung chemisch zu verdauen und den Speisebrei durch den Pförtner weiter in den Darm zu leiten. Hierfür zieht er sich alle 20 Sekunden rhythmisch zusammen. Dabei wird die Nahrung zu einem Speisebrei zerkleinert und mit dem im Magen gebildeten Magensaft vermischt; außerdem verflüssigen die Muskelbewegungen des Magens Fette und Eiweiße. Der Magensaft, von dem täglich etwa zwei bis drei Liter produziert werden, besteht vor allem aus Salzsäure (Magensäure), Schleim und Pepsinen (Verdauungsenzyme). Die Salzsäure tötet Keime ab und sorgt für das saure Milieu, das die Pepsine zur Aufspaltung der Eiweiße benötigen.

### So lange dauert die Verdauung

Die Verweildauer der Nahrung im Magen hängt von ihrer Zusammensetzung ab. Generell gilt: Von den verschiedenen Nahrungsbausteinen gelangen Kohlenhydrate schon nach relativ kurzer Zeit in den Dünndarm, wohingegen Eiweiße etwas länger benötigen. Fette haben mit Abstand die längste Verweildauer: Sie wirken hemmend auf die Entleerung des Magens und verlangsamen so die Verdauung. Dadurch verbleiben sogar mitverzehrte Lebensmittel länger im Magen, die eigentlich eine kurze Verweilzeit hätten. Am schnellsten, nämlich in 20 bis 30 Minuten, passieren Wasser und leichte Suppen (zum Beispiel Gemüsebrühe) den Magen. Säfte, Obstkompott, Bier, Milch und Joghurt benötigen bis zu einer Stunde. Relativ kurz ist auch die Verweildauer von leichter Kost wie Reis, Kartoffelpüree, Weißbrot, gekochtem magerem Fisch (maximal zwei Stunden) beziehungsweise von fettarmem Fleisch wie gekochtem Hähnchenfleisch, Eiern und roher Milch (maximal drei Stunden). Dunkles Vollkornbrot wird vom Magen in etwa vier Stunden verdaut. Für gebratenes Beefsteak, gekochte Schnittbohnen und Pilze gilt eine Verweilzeit von etwa vier bis sechs Stunden im Magen, für fettes, paniertes oder gegrilltes Fleisch, Süßes mit hohem Fettgehalt (zum Beispiel Sahnetorten) und fettreichen Käse eine Verdauungszeit von bis zu sie-

**TIPP**
Kauen Sie jeden Bissen gut durch, denn grob zerkleinertes Essen liegt deutlich länger im Magen als gut zermalmte Nahrung.

ben Stunden. Von acht und mehr Stunden Verweildauer im Magen müssen Sie ausgehen, wenn Sie Salami und andere stark fetthaltige Wurstwaren, aber auch Heringssalat, Ölsardinen, Linsen, Erbsen, Grünkohl, Bratkartoffeln, Schweine- oder Gänsebraten essen. Diese sollten Sie deshalb besser mittags verzehren.

Essen Sie am Abend gern Salat, sollten Sie diesen mindestens drei Stunden vor der Schlafenszeit zu sich nehmen, sonst raubt er vielleicht Ihren Schlaf; Gleiches gilt für Rohkost- oder Sojabohnengerichte. Chips, Flips, Schokolade und andere »kleine Sünden« kurz vor dem Schlafengehen sollten tabu sein: Sie schaden nicht nur der schlanken Linie, sondern verlangen auch dem Magen unnötige Höchstleistungen ab.

### Dritte Station: der Dünndarm

Mit Eintritt des Speisebreis in den Zwölffingerdarm (Duodenum) nähert sich der chemische Verdauungsprozess seinem Höhepunkt: Hier wird entschieden, welche Bestandteile des Nahrungsbreis aufgenommen und verwertet und welche als unverdauliche Stoffe ausgeschieden werden.

Der Zwölffingerdarm, dessen Länge etwa zwölf Fingerbreiten (30 Zentimetern) entspricht, ist der erste Abschnitt des Dünndarms. An ihn schließen sich mit dem Leerdarm (Jejunum) der obere Dünndarmabschnitt und mit dem Krummdarm (Ileum) der untere Dünndarmabschnitt an. Der Dünndarm ist mit drei bis vier Metern der längste und wichtigste Teil im Verdauungssystem: Hier wird der Nahrungsbrei in alle seine für den Organismus wichtigen Bestandteile, allen voran Kohlenhydrate, Eiweiße, Fette, Vitamine, Salze und Wasser, zerlegt. Diese werden von den Zellen der Darmschleimhaut aufgenommen und über die Dünndarmwand in das Blut abgegeben (resorbiert). Mit dem Blutstrom werden die Nährstoffe zur Leber sowie zu allen anderen Körperregionen transportiert, in denen sie benötigt werden. Um die verwertbaren Nahrungsbestandteile möglichst effektiv aufnehmen zu können, ist die Dünndarmwand stark aufgefaltet. Diese Einfältelungen und Zotten vergrößern die (Resorptions-)Oberfläche immens: schätzungsweise auf etwa 200 Quadratmeter.

### Hilfe durch Bauchspeicheldrüse, Gallenblase und Leber

Im Dünndarm wird der Nahrungsbrei mithilfe einer Vielzahl von Enzymen aufgespalten. Hierfür kommt er mit Verdauungssäften aus anderen Organen in Kontakt, die auf Anregung durch spezielle, von der Darmschleimhaut freigesetzte Hormone zur Verfügung gestellt werden. So fördern zum Beispiel die Hormone Cholezystokinin und Sekretin in der Leber die Produktion von Gallenflüssigkeit und stimulieren die Abgabe des in der Gallenblase gespeicherten Gallensafts in den Dünndarm. In der Bauchspeicheldrüse (Pankreas) bewirken diese Hormone die Produktion und Freisetzung des Pankreassekrets, das wiederum die Enzyme zur Verdauung von Kohlenhydraten, Eiweißen und Fetten enthält. Außerdem neutralisiert das alkalische Pankreassekret gemeinsam mit dem ebenfalls alkalischen Gallensaft den im Nahrungsbrei enthaltenen sauren Magensaft. Darüber hinaus ist der Gallensaft wesentlich an der Fettverdauung beteiligt.

**BAUCHSPEICHEL-DRÜSE**
Eine wichtige Funktion der Bauchspeicheldrüse ist die Bildung des Hormons Insulin, das den Blutzuckerspiegel reguliert. Eine Unterfunktion des hormonbildenden Anteils der Bauchspeicheldrüse führt zu Diabetes mellitus.

## Vierte Station: der Dickdarm

Alle Bestandteile, die der Dünndarm nicht verwerten konnte, werden durch peristaltische Bewegungen der Dünndarmwand in Richtung Dickdarm bewegt. Dabei wird dem Speisebrei immer wieder Flüssigkeit beigemischt, die ihm dann im Dickdarm wieder entzogen wird, sodass ein eingedickter Stuhl entsteht. Der Dickdarm hat einen Durchmesser von etwa sechs Zentimetern und ist mit eineinhalb Metern sehr viel kürzer als der Dünndarm. Er besteht aus dem Blinddarm (Caecum) mit Wurmfortsatz (Appendix vermiformis), dem Kolon (mit den Abschnitten aufsteigendes, quer verlaufendes und absteigendes Kolon) und dem s-förmig gebogenen Sigma-Kolon (Sigmoid). An dieses schließt sich der letzte Darmabschnitt, der Enddarm (Mastdarm), an.

### Längere Verweildauer im Dickdarm
Im Dickdarm verweilt der Nahrungsbrei am längsten – je nach Nahrungsbestandteilen zwischen 5 und 70 Stunden. Wichtigste Vertreter der unverdauten Nahrungsbestandteile sind die Ballaststoffe. Diese werden nun von den Bakterien der Darmflora (siehe Seite 12) unter anderem zu kurzkettigen Fettsäuren (beispielsweise Buttersäure) abgebaut, denen die Krebsforschung einen vorbeugenden Effekt bei der Krebsentstehung im Darm zuschreibt. Die letzten Dickdarmabschnitte (End- beziehungsweise Mastdarm) sammeln die Nahrungsreste und Abbauprodukte und sorgen zusammen mit dem Schließmuskel des Darmausgangs (After) für die Darmentleerung.

### Ballaststoffe – unerlässlich für eine gute Verdauung
Vollkornprodukte, Hülsenfrüchte, Obst, Salat und Gemüse liefern Grundstoffe, von denen Ernährungswissenschaftler inzwischen überzeugt sind, dass sie vor Verstopfung und Übergewicht und vor allem vor Darmkrebs und Arteriosklerose schützen: Gemeint sind die Ballaststoffe. Sie sind Bestandteile pflanzlicher Lebensmittel, die von den Verdauungsenzymen in Magen und Dünndarm nicht abgebaut werden können und deshalb unverdaut in den Dickdarm gelangen. Umso größer ist ihr Nutzen für die Darmwand: Die rauen Fasern der Ballaststoffe reiben während ihres Transports an der Darmwand entlang und fördern so den Erneuerungsprozess der Darmschleimhaut. Ältere Zellen sterben schneller ab und schaffen Platz für neue, leistungsfähi-

**TIPP**
Sie können das Risiko, an Darmkrebs oder Diabetes zu erkranken, senken, wenn Sie jeden Tag Ballaststoffe essen, etwa eine Vollkornsemmel statt eines Brötchens aus Weißmehl oder ein bis zwei Äpfel anstelle des Schokoriegels.

gere Zellen. Ebenso profitieren die Mikroorganismen der Darmflora: Durch ihre Abbauprozesse (siehe Seite 28) liefern sie dem Dickdarm wichtige Substanzen in Form der kurzkettigen Fettsäuren, die in der Lage sind, zum Beispiel die Aktivität von Entgiftungsenzymen zu steigern oder das Wachstum von Tumorzellen (Darmkrebsgefahr!) zu hemmen.

Aber auch für die Passage des Nahrungsbreis durch den Verdauungstrakt leisten Ballaststoffe wertvolle Dienste: Im Mund regen ballaststoffreiche Nahrungsmittel die Kautätigkeit und damit den Speichelfluss an, in Magen und Darm wirken Ballaststoffe füllend, da sie Wasser binden und so ihr Volumen vergrößern – man fühlt sich schneller satt. Außerdem regen Ballaststoffe den Darm zu verstärkter Tätigkeit an und beugen so einer Verstopfung (siehe Seite 87) und anderen Darmerkrankungen (zum Beispiel Divertikulitis, siehe Seite 116) vor. Generell halten Ballaststoffe den Transport des Nahrungsbreis durch den Darm aufrecht und verzögern ihn nicht, wie dies ballaststoffarme Kost tut. Mittlerweile ist wissenschaftlich belegt, dass Ballaststoffe zudem das Erkrankungsrisiko für Fettstoffwechselstörungen (vor allem für zu hohe Cholesterinwerte) sowie für Typ-2-Diabetes senken beziehungsweise generell die Insulinwirkung verbessern.

**GU-ERFOLGSTIPP    TÄGLICH 30 GRAMM BALLASTSTOFFE**

Nach der Deutschen Gesellschaft für Ernährung (DGE) reichen 30 Gramm Ballaststoffe pro Tag, um in den Genuss ihrer gesundheitsfördernden Wirkung zu kommen. Doch die vom Bundesministerium für Ernährung, Landwirtschaft und Verbraucherschutz (BMELV) initiierte Nationale Verzehrstudie II (2005 bis 2007) belegt, dass die Ernährungsweise der Deutschen verbesserungswürdig ist: Rund 68 Prozent der Männer und 75 Prozent der Frauen verzehren sehr viel weniger Ballaststoffe als die empfohlene Menge.

Sie erreichen diese 30 Gramm bereits mit drei Scheiben Vollkornbrot, drei Kartoffeln, drei Portionen Gemüse (etwa 200 Gramm Blumenkohl, eine Karotte, 100 Gramm Blattsalat) und zwei Portionen Obst (zum Beispiel ein Apfel, 150 Gramm Beeren).

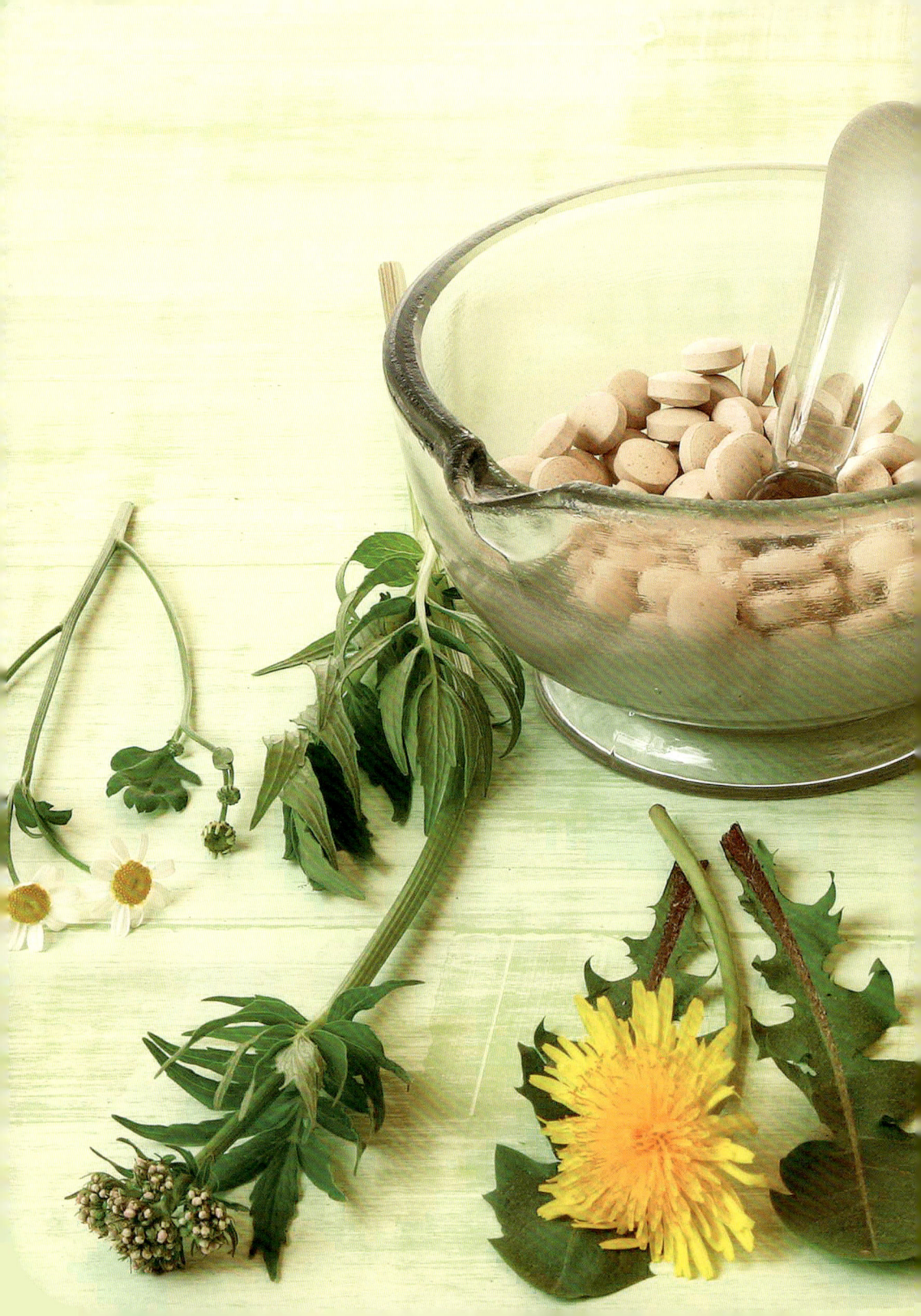

# DAS KÖNNEN SIE SELBST TUN

Ob als Selbsthilfemaßnahme oder die ärztliche Behandlung begleitend – mit folgenden Therapieempfehlungen aus der Natur unterstützen Sie den Heilungsprozess.

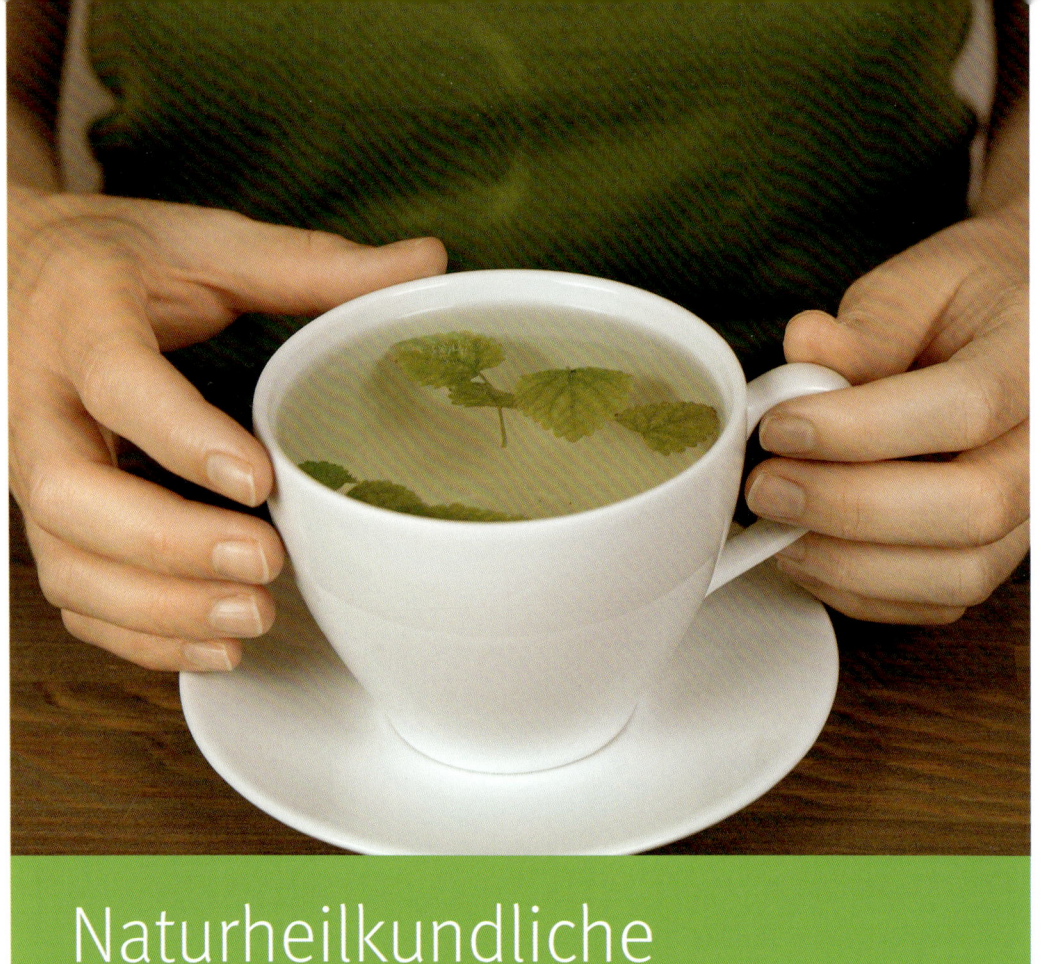

# Naturheilkundliche Methoden

**Selbsthilfe ist die Grundlage vieler Therapien** – dies gilt nicht nur für die Linderung von leichteren Beschwerden, die selten einen Arztbesuch erforderlich machen, sondern oft genug auch für ärztlich angeordnete Behandlungen. Ob eine Therapie erfolgreich ist, hängt wesentlich davon ab, ob der Patient sie gewissenhaft umsetzt, und oft auch davon, welche weiteren Maßnahmen er ergreift, um den angestrebten Genesungsprozess voranzutreiben. Wenn Sie regelmäßig unter Magen-Darm-Beschwerden leiden, werden Sie zum Beispiel fast immer auch Ihre Ernährungsgewohnheiten ändern müssen, um wieder gesund zu werden. Das kann kurzfristig sein, etwa als Ernährungstherapie zur Entlastung eines kranken Magens oder Darms, oder langfristig als wichtige Säule eines gesundheitsbewussteren Lebensstils, um chronische Verdauungs- und andere Gesundheitsstörungen in den Griff zu bekommen. In diesem Kapitel stellen wir Ihnen verschiedene Möglichkeiten vor, Ernährung als Medizin nutzbar zu machen, um so akute Beschwerden wirksam zu lindern, aber auch die Gesundheit Ihres Verdauungssystems langfristig zu stärken.

## Gefragt: Kenntnisse und Eigenverantwortung

Voraussetzung für eine erfolgreiche Selbsthilfe ist, dass Sie mit den Möglichkeiten der Eigenbehandlung ebenso vertraut sind wie mit deren Grenzen. Dazu gehört auch, einen Arzt aufzusuchen, wenn Sie sich richtig krank fühlen beziehungsweise wenn sich Ihre Beschwerden durch die Maßnahmen nicht bessern oder sogar verschlimmern. Wichtig ist, sich darüber im Klaren zu sein, dass auch sanfte naturheilkundliche Methoden unerwünschte Nebenwirkungen haben können – dies gilt besonders für die innerlichen Anwendungen mit Heilkräutern. Die von uns vorgeschlagenen Heilkräuter und Dosierungen tragen diesem Aspekt Rechnung. Da jedoch – wie bei jeder Therapie – die Verträglichkeit ebenso wie die Unverträglichkeit einer Behandlung vom Individuum abhängt, ist eine aufmerksame Selbstbeobachtung unerlässlich: Brechen Sie deshalb die Eigenbehandlung im Zweifelsfall vorzeitig ab, wenn Sie das Gefühl haben, dass sie Ihnen nicht gut bekommt.

### Altes Heilwissen – Basis der modernen Alternativmedizin

Wertvolle Anregungen und geeignete Mittel zur Selbsthilfe bieten die Naturheilkunde und die Homöopathie. Da schon unsere Vorfahren mit Verdauungsstörungen zu kämpfen hatten, kann sich die moderne Naturheilkunde auf den breitgefächerten Erfahrungsschatz der jahrhundertealten Volksmedizin stützen, so zum Beispiel auf vielfach erprobte Heilkräuter.

**WÄRME**

Selbst harmlose Anwendungen wie der Einsatz einer Wärmflasche können bei falscher Indikation (etwa einer akuten Blinddarmentzündung) die Beschwerden verschlimmern.

# Heilkräuter gegen Verdauungsstörungen

Seit Jahrtausenden nutzen Menschen weltweit Heilkräuter bei verschiedensten Beschwerden. Auch die heilkundige Äbtissin Hildegard von Bingen (1098–1179) oder Ärzte wie Paracelsus (1493–1541) wussten von ihren Heilkräften. Die Behandlung mit Heilpflanzen (Phytotherapie) hat der französische Arzt Henri Leclerc (1870–1955) in die Wissenschaft eingeführt. Zur Linderung von Verdauungsstörungen stehen einige Heilpflanzen als standardisierte Fertigarzneien (Phytotherapeutika) zur Verfügung. Während die moderne Phytotherapie hierbei überwiegend auf isolierte Einzelextrakte setzt, nutzt die traditionelle Pflanzenheilkunde in der Regel Komplettauszüge aus den ganzen Pflanzen beziehungsweise aus Pflanzenteilen etwa in Form von Tees.

> Tee aus Heilpflanzen: Zur Selbstbehandlung ist es empfehlenswert, aus den Heilpflanzen einen Aufguss zu bereiten. Wenn wir bei den Behandlungsvorschlägen kein genaues Teerezept angegeben haben, verfahren Sie wie folgt: Überbrühen Sie einen Teelöffel des Krauts mit 150 Milliliter kochend heißem Wasser. Lassen Sie den Tee zehn Minuten lang ziehen und seihen Sie ihn dann ab. Weil Teekräutermischungen Keime enthalten können, sollte das Wasser kochend heiß sein und die Zeit des Ziehenlassens möglichst nicht weniger als zehn Minuten betragen. So werden die Keime sicher abgetötet. Kaufen Sie die Kräuter für den Tee in der Apotheke: Hier ist die Qualität ihres Wirkstoffgehalts geprüft. Bei Teezubereitungen, die Sie abgepackt zum Beispiel in Lebensmittelläden erhalten, kann die Qualität schwanken.
> Standardisierte Fertigarzneien erhalten Sie in der Apotheke. Gehen Sie bei der Anwendung bitte nach der Anleitung auf der Packung oder Packungsbeilage vor.

## Die wichtigsten verdauungswirksamen Heilkräuter

> Anis: Dieses Doldengewächs enthält wohlriechende ätherische Öle und gilt in der Volksmedizin als wirksames Mittel gegen Blähungen und krampfartige Bauch- oder Magenschmerzen.
> Bittere Heilpflanzen: Ihnen allen ist eine hohe Konzentration an Bitterstoffen eigen, die zum Beispiel bei Benediktenkraut,

Schafgarbe, Wermut oder Tausendgüldenkraut in den Blättern und Stängeln, bei Enzian, Kalmus oder Engelwurz in der Wurzel und bei den tropischen Gehölzen Chinarindenbaum oder Condurango in der Rinde enthalten sind.

Diese Bitterstoffe spielten schon im Mittelalter in der Behandlung von Verdauungsstörungen eine wichtige Rolle. Der bittere Geschmack ist gewöhnungsbedürftig, doch ist es gerade das Bittere, das über die Geschmacksknospen der Zunge direkt das Verdauungssystem beeinflusst. So sorgen die Bitterstoffe unter anderem für eine verstärkte Sekretion der Verdauungsdrüsen, sie regen den Appetit an oder lindern Magenbeschwerden. Deshalb sind Bitterstoffe nicht in Tablettenform, sondern als Bestandteile von Tinkturen oder als Tee(mischungen) erhältlich: Um therapeutisch zu wirken, muss das Bittere geschmeckt werden. Einige Phytotherapeuten empfehlen Bitterstoffe für die Teezubereitung ausschließlich als Einzeldroge einzusetzen. Die Heilkraft eines Tees aus Wermutkraut oder Enzianwurzel wird jedoch nicht beeinträchtigt, wenn Sie zum Beispiel mit Pfefferminze oder Pomeranzenschale das Bittere abschwächen.

> Blutwurz (Tormentill), getrocknete Heidelbeeren: Sie wirken wegen ihres hohen Gerbstoffgehalts stark zusammenziehend (adstringierend), austrocknend und entzündungshemmend. Beide sind daher wichtige Heilpflanzen zur Behandlung akuter Durchfallerkrankungen. Während sich aus den Früchten oder Blättern der Heidelbeere gut Tee zubereiten lässt, ist Blutwurz meist als Tinktur oder Pulver (siehe Folder) besser verträglich.

> Fenchel und Kümmel: Medizinisch wirksame Hauptbestandteile der beiden Heilpflanzen sind ätherische Öle, die appetitanregend, entblähend, krampflösend und verdauungsfördernd wirken. Wegen ihres angenehmen Geschmacks und ihrer guten Verträglichkeit werden sie – zu therapeutischen Zwecken meist als Teeaufguss – auch in der Kinderheilkunde eingesetzt.

> Ingwer: Er ist ein wichtiger Bestandteil der asiatischen Küche, sein Wurzelstock wird jedoch auch medizinisch genutzt. Die in ihm enthaltenen Scharfstoffe und ätherischen Öle wirken Brechreiz entgegen, fördern unter anderem die Darmtätigkeit

**GÄNSEFINGERKRAUT**
Auch Gänsefingerkraut ist reich an Gerbstoffen und hat sich bei leichtem Durchfall bewährt. Ein Teelöffel genügt für die Zubereitung von 150 Milliliter Tee. Zur Verstärkung der Wirkung kann das Kraut mit Pfefferminze oder Melisse vermischt werden.

und steigern die Speichel- und Magensaftsekretion. Insgesamt gilt Ingwer als wirksames Mittel gegen Blähungen (siehe Seite 62), Übelkeit und Erbrechen (siehe Seite 71) sowie zur Vorbeugung der Reiseübelkeit (siehe Seite 81).

> Kamille: Sie hat dank ihres hohen Gehalts an den ätherischen Ölen Matricin und alpha-Bisabolol sowie an Flavonoiden und Schleimstoffen ein breit gefächertes Wirkspektrum und ist eine der wichtigsten Heilpflanzen. Zur Behandlung von Verdauungsbeschwerden macht sich die Pflanzenheilkunde ihre entzündungshemmenden und krampflösenden Eigenschaften zunutze.

> Koriander: Die Früchte enthalten ein ätherisches Öl, das bei Völlegefühl und Blähungen hilft. Sie werden meist mit Kümmel-, Fenchel- und Anisfrüchten kombiniert.

> Melisse: Sie weist unter anderem einen hohen Gehalt an ätherischem Öl mit Zitral und Zitronellal auf, das für den zitronenartigen Geruch verantwortlich ist. Medizinisch werden die krampflösenden, verdauungsfördernden und beruhigenden Eigenschaften des Öls genutzt.

> Pfefferminze: Sie ist wie die Kamille ein beliebtes Hausmittel. Hauptbestandteil ist ein ätherisches Öl (Menthol), das unter anderem krampflösend und appetitanregend wirkt.

**GU-ERFOLGSTIPP**   INGWER LINDERT SCHMERZEN

Dass Ingwer ein effektives Mittel zur Linderung von Beschwerden der Reisekrankheit und von Übelkeit während einer Chemotherapie ist, ist schon seit Längerem wissenschaftlich belegt. Vor einigen Jahren hat eine Studie der University of Miami (USA) ergeben, dass Ingwer offenbar auch schmerzstillend wirkt: Knapp 300 Probanden, die unter arthrosebedingten Schmerzen im Knie leiden, nahmen täglich 250 Gramm eines Ingwerextrakts ein.

Das Ergebnis: Nach sechs Wochen hatten sie deutlich weniger Schmerzen als die Patienten der Kontrollgruppe, die ein Scheinmedikament (Placebo) erhielten. Den schmerzstillenden Effekt schreiben die Forscher den im Ingwer enthaltenen Gingerolen zu, die eine ähnliche Struktur wie das Schmerzmittel Acetylsalicylsäure haben sollen. Wenn Sie also das nächste Mal Bauchschmerzen haben, probieren Sie Ingwerextrakt (Apotheke) aus.

# Homöopathie – das sollten Sie wissen

Die Homöopathie hat sich im Lauf der letzten 200 Jahre bei der Bekämpfung von akuten und chronischen Verdauungsstörungen – und vielen anderen Erkrankungen – als wirkungsvolle Alternative zur Schulmedizin behauptet: Die 1796 von Samuel Hahnemann, dem Begründer der Homöopathie, entwickelten Grundprinzipien beruhen auf der Annahme, dass Ähnliches mit Ähnlichem geheilt werden kann (»Similia similibus curentur«). Ein homöopathisches Mittel hilft bei Symptomen eines Kranken, die es bei einem Gesunden hervorrufen würde. Diese Grundprinzipien haben bis heute ihre Gültigkeit. Danach gibt es in der Homöopathie nicht »das« Durchfallmittel oder »das« appetitanregende Mittel. Vielmehr richtet sich die Auswahl des passenden Homöopathikums vor allem danach, wie sich das Symptom individuell äußert, von welcher Stimmungslage es begleitet wird, aber auch welche Umstände zum Ausbruch der Erkrankung geführt haben; das heißt, wann, wie beziehungsweise in welchem Zusammenhang das Symptom erstmals aufgetreten ist. Das so ermittelte Krankheitsbild wird dann mit den für das jeweilige Arzneimittel beschriebenen Symptomen verglichen: Je größer die Übereinstimmung, desto geeigneter ist das Mittel.

Die Homöopathika werden aus pflanzlichen, mineralischen und tierischen Substanzen, mitunter auch aus Krankheitserregern (Nosoden, siehe Seite 120) hergestellt; Letztere spielen in der Akuttherapie von Magen-Darm-Erkrankungen jedoch meist eine untergeordnete Rolle. Hauptprinzip der Arzneimittelherstellung ist die Potenzierung. Sie beruht auf der Vorstellung, dass die Wirksamkeit homöopathischer Arzneien durch Verdünnung sowie durch ein spezielles Verschüttelungsverfahren zunimmt. Durch die Schüttelschläge wird die Heilkraft der Ausgangssubstanz »dynamisiert« oder potenziert, das heißt, sie gibt ihre spezifische Eigenschaft an das jeweilige Lösungsmittel ab.

> Wir empfehlen homöopathische Arzneimittel in tiefen Potenzen (D6- bis D12-Potenzen), da bei ihnen eine Erstverschlimmerung (siehe Seite 118) kaum zu erwarten ist. Ist das ausgewählte Mittel das richtige, sollten Sie relativ rasch eine deut-

**HOMÖOPATHIE WIRKT**

Zwar steht ein wissenschaftlicher Nachweis für die Wirksamkeit von homöopathischen Mitteln nach wie vor aus, doch bescheinigen unzählige Erfahrungsberichte der Homöopathie spektakuläre Behandlungserfolge.

liche Besserung Ihrer Beschwerden verspüren. Bei wiederkehrenden beziehungsweise chronischen Verdauungsstörungen ist meist eine individuell abgestimmte Konstitutionstherapie (siehe Seite 119) erfolgversprechender. Wenden Sie sich dann bitte an einen erfahrenen Homöopathen.

> Die Dosierung haben wir bei den einzelnen Mitteln angegeben.

## Wickel und Auflagen

**ROLLE STATT WÄRMFLASCHE**

Anstelle der Wärmflasche können Sie auch ein zu einer Rolle gewickeltes Baumwolltuch in heißes Wasser tauchen. Wringen Sie die Rolle gut aus. Kontrollieren Sie die Temperatur kurz am Handgelenk auf der Pulsseite und legen Sie das zusammengerollte Tuch dann auf den Bauch. Wickeln Sie nun ein anderes Tuch rasch und fest darüber.

Physikalische Kräfte wie Wärme, Kälte oder Wasser üben Reize auf den Körper aus, wodurch eine bestimmte physiologische Reaktion ausgelöst wird. Beispielsweise wirkt von außen zugeführte Wärme direkt auf Blutgefäße und das vegetative Nervensystem und erzeugt so einen beruhigenden und entkrampfenden Effekt. Wärmeanwendungen, etwa in Form der von Sebastian Kneipp (1821–1897) empfohlenen Wickel oder Auflagen, werden deshalb auch häufig eingesetzt, um akute Verdauungsbeschwerden zu lindern. Vor allem feuchtwarme Bauchwickel bieten unter anderem bei krampfartigen Bauchschmerzen und Blähungen, aber auch bei Durchfall oder Verstopfung sanfte Hilfe.

> Feuchtwarmer Bauchwickel: Füllen Sie eine Gummiwärmflasche mit heißem Wasser. Tauchen Sie ein Baumwolltuch, etwa ein Küchenhandtuch, in warmes Wasser und wringen Sie es gut aus. Legen Sie das Tuch möglichst faltenfrei auf den Bauch und darauf die Wärmflasche. Geben Sie ein Handtuch darüber. Halten Sie während der Anwendungszeit (mindestens 15, besser 30 Minuten) zugedeckt Bettruhe ein.

> Heublumensack: Bei der Anwendung eines Heublumensacks (gebrauchsfertig in der Apotheke erhältlich) werden die positiven Effekte von Wärme mit den heilenden Eigenschaften von getrockneten Blüten, Blättern und Samen verschiedener Wiesengräser und -blumen kombiniert. Der Heublumensack wird im Dampf über kochendem Wasser erhitzt: Legen Sie dazu ein Sieb oder zwei Kochlöffel über Kreuz auf den Rand eines Topfes. Setzen Sie den Heublumensack darauf und erhitzen Sie ihn etwa 20 Minuten lang im heißen Wasserdampf. Nach sorgfältiger Temperaturüberprüfung legen Sie den Heublumensack

direkt auf den Bauch und befestigen ihn mit einem trockenen Handtuch. Halten Sie während der mindestens 20-minütigen Anwendungszeit Bettruhe ein.

## Prinzipien der Kneippschen Ordnungstherapie

Hierzulande werden Wickel, Auflagen und viele andere physikalische Maßnahmen wie Güsse, Waschungen oder Bäder meist im Rahmen der Kneipp-Therapie eingesetzt. Dieses insgesamt fünf Prinzipien umfassende Behandlungskonzept entwickelte der Wörishofener Pfarrer Sebastian Kneipp im 19. Jahrhundert zur Vorbeugung und Behandlung von Erkrankungen. Nach Kneipp ist eine Therapie jedoch nur dann erfolgreich, wenn gleichzeitig auf eine gesunde Lebensführung geachtet und für eine angemessene Balance zwischen Belastung und Entspannung gesorgt wird. Dieser Aspekt ist auch und gerade für (funktionelle) Verdauungsstörungen von Bedeutung. Vor allem regelmäßige Bewegung, etwa in Form eines sanften Ausdauertrainings (zum Beispiel Schwimmen, Walking, Radfahren), aber auch das Erlernen von Entspannungsübungen (wie Autogenes Training, Muskelrelaxation nach Jacobson, Yoga) kann zu einer nachhaltigen Besserung von Magen-Darm-Beschwerden beitragen. Dies macht deutlich, dass erst dann tiefgreifende Heilprozesse in Gang gesetzt werden, von denen Körper, Seele und Geist gleichermaßen profitieren, wenn der ganze Mensch behandelt wird.

## Den Darm sanieren

Naturheilkundliche Maßnahmen zur Darmsanierung wollen die physiologische Keimbesiedelung des Dickdarms (Symbioselenkung) beziehungsweise der Darmbarriere (siehe Seite 118) wiederherstellen und damit das darmassoziierte Immunsystem (siehe Seite 10) stärken. Neben einer umfassenden Darmreinigung sowie der mikrobiologischen Therapie (siehe Seite 41) gehört im engeren Sinn auch eine Umstellung der Ernährung hin zur ausgewogenen Vollwertkost (siehe Seite 48) mit naturbelassenen Nahrungsmitteln sowie Heilkräuteranwendungen (wie Kuren mit Bitterkräutern, siehe Seite 34) dazu.

### LEINSAMEN FÜR DEN DARM

Regelmäßige Leinsamenanwendungen (etwa dreimal pro Woche zwei bis drei Esslöffel geschroteten Leinsamen mit sehr viel Flüssigkeit einnehmen) unterstützen die Wirkung der Darmsanierung.

40

### Einläufe zur Darmreinigung

**WICHTIG**
Um einer Verletzung der Darmwände vorzubeugen, sollten Sie den ersten Einlauf nicht ohne fachkundige Anleitung durchführen. Bei Blutungen im Magen-Darm-Trakt oder bei einem Darmverschluss darf kein Einlauf erfolgen. Gleiches gilt bei einer akuten Bauch- oder Unterleibserkrankung, wie einer akuten Eierstockentzündung, oder bei einem Hämorrhoidalleiden.

Schon Hippokrates pries die heilfördernde Wirkung von Einläufen, um verdorbene oder überschüssige »Säfte« aus dem Darm auszuleiten. Die Naturheilkunde empfiehlt Einläufe vor allem bei Verstopfung, Kotstau (siehe Seite 120), Völlegefühl und Blähungen, schätzt sie jedoch auch zur vorbeugenden Gesundheitspflege, um den Darm von Gift- und Schlackenstoffen zu befreien. Außerdem sind sie fester Bestandteil von Heilfastenkuren (siehe Seite 47). Die Schulmedizin nutzt Einläufe, um eine rasche Stuhlentleerung herbeizuführen, so vor operativen oder diagnostischen Eingriffen (etwa in der Geburtshilfe) oder zur Behandlung von akuter Verstopfung. Hierfür werden meist Einmalklistiere (100 bis 200 Milliliter) über den After in den Enddarm eingeführt.

**Auf Zusätze besser verzichten**
Der klassische Reinigungseinlauf für zu Hause wird mit einer relativ großen Spülflüssigkeitsmenge (circa 1 bis 1,5 Liter bei Erwachsenen) durchgeführt, die mit einer Klistierspritze oder mit einem Irrigator (siehe Seite 119) in den Enddarm verabreicht wird. Um Unverträglichkeitsreaktionen oder Darmreizungen vorzubeugen, sollten Sie bei der Eigenanwendung auf Zusätze aller Art verzichten: Körperwarmes Leitungswasser (36 bis 38 °C) erfüllt bereits die Zwecke des Einlaufs!

> So wird's gemacht: Legen Sie sich zu Beginn auf die linke Seite und verwenden Sie nur so viel Flüssigkeit, wie es Ihnen angenehm ist. Ist die gewünschte Flüssigkeitsmenge im Darm, drehen Sie sich auf die rechte Seite und verweilen einige Minuten in dieser Position, bevor Sie sich auf den Rücken drehen. Der Stuhlreflex setzt meist innerhalb von zehn Minuten ein.

### Colon-Hydro-Therapie
Eine umfangreiche, allerdings maschinell gesteuerte Darmreinigung bietet in der Naturheilkunde die Colon-Hydro-Therapie: Hierbei durchspült der Therapeut den Dickdarm mithilfe einer speziellen Apparatur mit großen Mengen Wasser, um ihn von Giftstoffen und Schlacken zu befreien. Zur Ausstattung gehört ein Ein-

und Abflussrohr, die zu Beginn der Behandlung in den After eingeführt werden. Über das Einflussrohr wird abwechselnd kaltes und warmes Wasser eingeleitet, über das Abflussrohr wird der gelöste Darminhalt abgeführt. Temperatur und Fließgeschwindigkeit des Wassers werden individuell abgestimmt. Zusätzlich wird meistens eine Bauchmassage gegeben. Eine Sitzung dauert 45 bis 60 Minuten, zur Behandlung von Verstopfung und anderen Darmfunktionsstörungen erfolgen mindestens fünf Anwendungen.

## Mikrobiologische Therapie zur Darmsanierung

Bei der mikrobiologischen Therapie kommen überwiegend lebende Mikroorganismen zum Einsatz, die in natürlicher Form auch im Darm vorkommen. Hauptvertreter sind Milchsäurebakterien (wie Bifidobacterium- und Lactobacillus-Stämme). Aber auch Hefen sowie Bakterien des Stamms Escherichia coli Nissle oder (abgetötete) Enterococcus-faecalis-Bakterien wirken probiotisch. Wichtigste Aufgabe der Probiotika (siehe Seite 120) ist eine Regulation von Darmflora und Darmbarriere (siehe Seite 118), wodurch unter anderem die Aufspaltung und Verwertung von Nährstoffen während des Verdauungsprozesses verbessert sowie die immunologische Abwehrfunktion des Darms – und damit letztlich die des gesamten Organismus – gestärkt wird. Der Wirkmechanismus ist nicht genau bekannt. Denkbar ist, dass Probiotika die Besiedelung des Darms mit Krankheitserregern verhindern und zudem Substanzen freisetzen, die antibakteriell wirken. Zahlreiche Erfahrungsberichte bescheinigen Probiotika eine lindernde Wirkung bei Verdauungsstörungen; als wissenschaftlich erwiesen gilt inzwischen ihr therapeutischer Effekt bei akuten Durchfallerkrankungen sowie zur Vorbeugung von Rotaviren- oder Clostridieninfektionen, die Durchfall verursachen.

Probiotika gibt es nicht nur als standardisierte Arzneimittelzubereitungen rezeptfrei in Apotheken, sondern sie können dem Körper auch im Rahmen der normalen Ernährung zugeführt werden. Die Bakterien sind zum Beispiel in Naturjoghurt, Kefir, Buttermilch, Sauerkraut, Roter Bete oder milchsauren Gärgetränken aus biologischen Vollkorngetreiden enthalten.

**WICHTIG**

In seltenen Fällen kann es bei Einläufen zu Kreislaufproblemen, Bauchkrämpfen, Darmblutungen oder -perforationen kommen. Wenden Sie sich deshalb nur an einen erfahrenen Therapeuten. Bei einer akuten oder chronischen Darmerkrankung beziehungsweise einer Herz- oder Nierenschwäche darf das Verfahren nicht durchgeführt werden.

**PRÄBIOTIKA**

Auch Präbiotika wirken regulierend auf die Darmflora. Dies sind unverdauliche Kohlenhydrate wie die löslichen Ballaststoffe Inulin oder Oligofructose. Werden Pro- und Präbiotika gemeinsam in einem Lebensmittel verwendet, ergänzen sich ihre Wirkungen (Synbiotika).

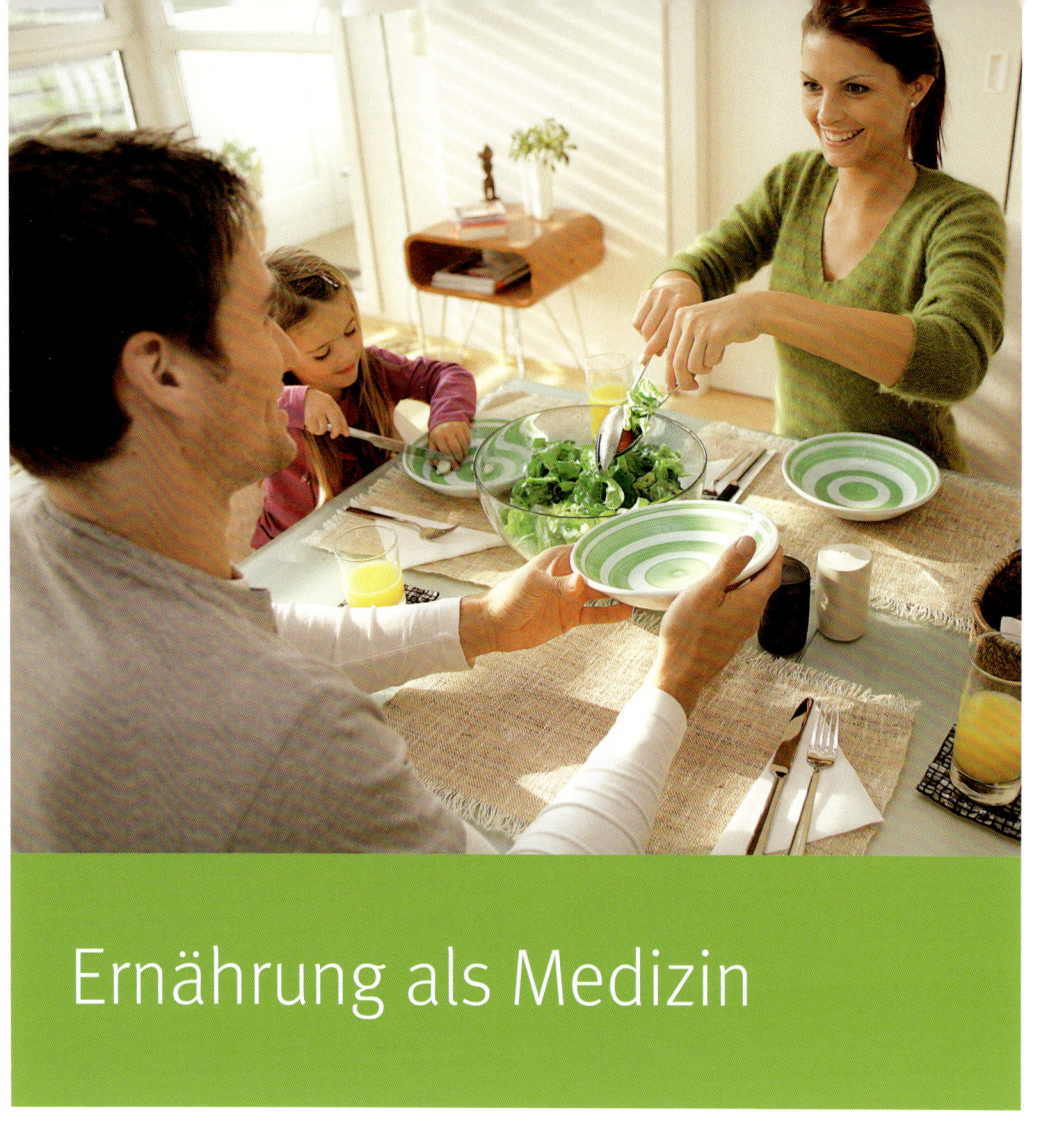

# Ernährung als Medizin

**Bei chronischen Verdauungsstörungen** kann eine basenreiche, auf Gemüse, Obst und Vollgetreide basierende Kost heilende Wirkung haben. Aber auch zeitlich begrenzte Ernährungsumstellungen, zum Beispiel Schonkost zur Entlastung im akuten Krankheitsfall, oder sogar der vorübergehende Verzicht auf Nahrung in Form des Heilfastens zur Entgiftung und Entschlackung helfen dabei, ein aus dem Lot geratenes Verdauungssystem wieder in sein natürliches Gleichgewicht zu bringen.

# Aufbau- und Schonkost

Um die Regeneration von gereizten oder entzündeten Magen- und/oder Darmschleimhäuten zu unterstützen, empfiehlt sich während beziehungsweise nach einer überstandenen akuten Erkrankung im Verdauungstrakt eine leichte Aufbaukost. Für die klassische Aufbaukost gibt es ein festes Schema:

> In den ersten 24 Stunden nach Erkrankungsbeginn wird dünn aufgebrühter Tee (zum Beispiel Kamillen- oder Pfefferminztee, Rezept siehe Seite 34) schluckweise getrunken. Je nach Befinden beziehungsweise Appetit kann zusätzlich etwas Zwieback verzehrt werden.

> Stellt sich allmählich wieder Appetit ein, bieten sich Schleimsuppen, Brühe und/oder eine leichte Gemüsesuppe zum vorsichtigen Kostaufbau an.

**Haferschleim(suppe):** Setzen Sie zwei Esslöffel Schmelzflocken (sind bekömmlicher als Vollkornhaferflocken) kalt in 250 Milliliter Wasser an. Fügen Sie Salz oder einen Teelöffel Instantbrühe hinzu. Bringen Sie den Inhalt des Topfes unter Rühren zum Kochen. Schalten Sie dann auf niedrige Temperatur zurück; das Ganze sollte so lange köcheln, bis es dickflüssig ist. Lassen Sie den Haferschleim ein wenig abkühlen und essen Sie ihn dann langsam in kleinen Happen.

**Reisschleim:** Setzen Sie zwei Esslöffel Reis in einem Liter leicht gesalzenem Wasser auf. Erhitzen Sie die Suppe und lassen Sie diese dann etwa 15 bis 20 Minuten auf mittlerer Stufe quellen, bis Sie einen dünnen Schleim abseihen können. Geben Sie zwei Esslöffel Haferflocken in die Flüssigkeit und lassen Sie das Ganze weitere 15 Minuten auf kleiner Stufe köcheln. Ist der Reisschleim etwas abgekühlt, verzehren Sie ihn langsam in kleinen Portionen (zum Beispiel alle 30 Minuten einen Esslöffel) über den Tag verteilt.

**Mohrrüben-Kartoffel-Suppe:** Schälen und zerkleinern Sie je eine Mohrrübe und Kar-

## ERLAUBT IST, WAS SCHMECKT UND GUT VERTRÄGLICH IST

Bei vielen (chronischen) Erkrankungen von Verdauungsorganen wird heute keine standardisierte Diät (zum Beispiel Magenschonkost) mehr verordnet. Sofern keine manifeste Nahrungsmittelunverträglichkeit oder -allergie besteht, probiert der Betroffene im Wesentlichen selbst aus, welche Nahrungsmittel er verträgt und welche nicht. Dazu ist ein Ernährungstagebuch hilfreich (siehe Erfolgstipp, Seite 44).

44

toffel und kochen Sie beide in 250 Milliliter leicht gesalzenem Wasser, bis sie weich sind (etwa 20 Minuten). Lassen Sie die Suppe etwas abkühlen und pürieren Sie dann das weiche Gemüse zusammen mit dem Kochwasser im Mixer.

> Sind die Beschwerden weitgehend abgeklungen, können Sie Schonkost mit leicht verdaulichen, fettarmen, nicht blähenden, eher ballaststoffarmen Nahrungsmitteln auf Ihren Speiseplan setzen. Achten Sie auf eine schonende Zubereitung: Gedünstete oder gedämpfte Speisen sind besser verträglich als gebackene oder gebratene Nahrungsmittel. Sie können Gemüse in den ersten Tagen auch fein pürieren und fettarme Fisch- und Fleischgerichte in Alu- oder Backfolie zubereiten. Als Getränke eignen sich Kräutertees und stilles Mineralwasser; auf Kaffee, schwarzen Tee, Fruchtsäfte, stark kohlensäurehaltiges Mineralwasser und Alkohol sollten Sie noch einige Zeit verzichten.

> Milchsuppe: Als Übergang von Schonkost zur normalen Kost bietet sich auch die leicht bekömmliche Milchsuppe an. Sie liefert wichtige Nährstoffe und Energie. Bringen Sie 750 Milliliter kalte Milch in einem Topf unter Rühren langsam zum Kochen. Schalten Sie auf die niedrigste Stufe und geben Sie 100 Gramm Schmelzflocken, zwei Teelöffel Zucker sowie eine Prise Salz dazu. Lassen Sie die Milchsuppe so lange köcheln, bis sie anfängt einzudicken. Rühren Sie dabei aber immer wieder um, damit sie nicht anbrennt. Zum Schluss können Sie je nach Geschmack zwei Teelöffel Vanillepulver, Zimt oder Kakao zugeben.

**GU-ERFOLGSTIPP  ERNÄHRUNGSTAGEBUCH FÜHREN**
Um bei Magen-Darm-Erkrankungen feststellen zu können, welche Speisen Ihnen bekommen, hilft ein Ernährungstagebuch, welches Sie mindestens zwei Wochen führen sollten. Notieren Sie darin die Erfahrungen, die Sie mit bestimmten Lebensmitteln oder mit der Zusammenstellung von Speisen gemacht haben, aber auch, wann Sie welche Lebensmittel zu sich genommen haben. So erhalten Sie eine ausgewogene, abwechslungsreiche, gesunde Ernährungsform, die Sie nicht nur gut vertragen, sondern, die Sie auch genießen können.

# Entsäuerungskur bei Verdauungsproblemen

In der naturheilkundlichen Therapie von Verdauungsstörungen und anderen Erkrankungen spielen Maßnahmen zur Entsäuerung des Organismus für einen ausgeglichenen Säure-Basen-Haushalt eine wichtige Rolle. An der Regulierung des Säure-Basen-Haushalts sind viele Komponenten beteiligt, etwa die Atmung oder die Ausscheidungsfunktion der Nieren. Einen hohen Stellenwert räumt die Naturheilkunde allerdings auch der Ernährung ein: Je nachdem, ob eher säure- oder basenbildende Nahrungsmittel verzehrt werden, kann die natürliche Balance von Basisch und Sauer im Organismus aus dem Lot geraten und so zum Ausgangspunkt für die Entstehung von Gesundheitsstörungen werden. Die moderne Zivilisationskost leistet einem Säureüberschuss im Körper in besonderem Maß Vorschub: Viele von uns nehmen zu viel Fleisch und Wurstwaren, Weißmehlprodukte, Süßigkeiten, Kaffee, Alkohol oder Fastfood zu sich – Produkte, die entweder selbst Säure bilden oder die Säurebildung im Körper anregen.

Entscheidend für die Regulierung von Übersäuerungszuständen sind Basen – die natürlichen »Gegenspieler« der Säuren. Um den Körper zu entsäuern, müssen ihm gezielt Basen beziehungsweise basenbildende Nahrungsmittel zugeführt werden, so vor allem Kartoffeln, Gemüse, reifes Frischobst, Milch, Buttermilch oder Joghurt. Insgesamt sollte das Essen zu etwa 80 Prozent aus basenbildenden und basischen und zu 20 Prozent aus säurebildenden und sauren Nahrungsmitteln bestehen. Neutrale Lebensmittel (etwa Nüsse, Mandeln, Frischkäse, weiße Bohnen), die weder basen- noch säurebildend sind, werden in Maßen verzehrt.

## UNTER ANLEITUNG

Ein erfahrener Heilpraktiker kann Ihnen helfen, einen individuellen Ernährungsplan zu erstellen. Außerdem kann er begleitende naturheilkundliche Maßnahmen anwenden, um den Entsäuerungsprozess wirksam zu unterstützen.

## Basensuppe – perfekt zum Entsäuern

Die Basensuppe ist das A und O jeder Entsäuerungskur – aber auch als leicht verdauliche Aufbaukost (siehe Seite 43) nach einer überstandenen Magen-Darm-Erkrankung und sogar als regelmäßiger Bestandteil einer gesundheitsbewussten Ernährung ist sie sehr zu empfehlen.

> Zubereitung: Schälen Sie eine Mohrrübe, eine rohe Kartoffel und ein Stück Selleriewurzel und schneiden Sie alles in kleinere

> Verzehren Sie täglich eine Portion Basen-suppe (Rezept siehe Seite 45).
> Bereiten Sie Ihr Essen selbst zu. Vermeiden Sie Fertiggerichte und Fastfood.
> Trinken Sie mindestens drei Liter Flüssig-keit pro Tag. Geeignet sind Kräutertees, Gemüsesäfte oder stilles Mineralwasser.
> Verzichten Sie auf Weißmehlprodukte, Nikotin, Alkohol und Süßigkeiten, ebenso auf Bohnenkaffee und schwarzen Tee.
> Verzichten Sie auf Kochsalz. Verwenden Sie stattdessen (wenig) Kräutersalz, noch besser basische Kräuter und Gewürze wie

Petersilie, Dill, Kümmel, Majoran, Lorbeer-blätter oder Zimt.
> Reduzieren Sie Ihren Fleischverzehr wäh-rend der gesamten Entsäuerungskur auf maximal einmal pro Woche.
> Nehmen Sie während dieser Zeit die letzte Mahlzeit täglich bis spätestens 18 Uhr ein.
> Betreiben Sie regelmäßig Sport, wenn möglich mindestens dreimal wöchentlich etwa 30 bis 45 Minuten.
> Suchen Sie einmal pro Woche die Sauna auf: Schwitzen fördert den Entsäuerungs- und Entgiftungsprozess.

Stücke. Kochen Sie dann das Gemüse in 250 Milliliter Wasser, dem Sie etwas Kräutersalz zugeben, etwa 20 Minuten lang, bis es weich ist. Anschließend pürieren Sie das Gemüse im Mixer. Geben Sie nun einen halben Teelöffel fein gehackte frische Kräuter (zum Beispiel Petersilie, Majoran, Melisse, Dill) und einen Esslöffel saure Sahne dazu.

## Heilfasten zur Entgiftung und Entschlackung

Eine der effektivsten Methoden, den Organismus einer umfassen-den Entschlackungs- und Entgiftungskur zu unterziehen, ist das Heilfasten. Durch den bewussten Verzicht auf das Essen für eine begrenzte Zeit wird der Körper dazu angeregt, verstärkt Stoff-wechselabbauprodukte und Giftstoffe auszuscheiden. Gleichzeitig wird dem Verdauungssystem eine Art »Urlaub« verschafft, da seine Arbeit auf ein Minimum reduziert wird – der Darm kann regenerieren. Dabei stellt der Organismus systematisch auf eine innere Ernährung um, indem er zum Beispiel auf die Fettdepots als Energiequellen zurückgreift und eine »ökonomisch« effektive

Umschaltung sämtlicher Stoffwechselprozesse in Gang setzt. Auf diese Weise entsteht kein Hungergefühl – die körperlich-geistige Leistungsfähigkeit bleibt aber erhalten.

## Bekannte Fastenkuren

Man kann Heilfasten zu Hause in Eigenregie oder im Rahmen eines Kuraufenthalts unter ärztlicher Aufsicht durchführen.

### Heilfasten nach Buchinger

Das vom deutschen Arzt Dr. Otto Buchinger in den 1930er-Jahren entwickelte Heilfasten wird auch als Trinkkur bezeichnet, bei der (wenige) Kalorien ausschließlich in flüssiger Form zugeführt werden: Tees mit Honig, frisch gepresste Obst- und Gemüsesäfte, Gemüsebrühe sowie reichlich Mineralwasser, eventuell auch Buttermilch. Unterstützt wird das Heilfasten durch leichte Bewegungsprogramme, am besten an der frischen Luft, sowie durch ausgiebige Ruhezeiten.

### Die F.-X.-Mayr-Kur

Die vom österreichischen Arzt Franz Xaver Mayr im letzten Jahrhundert entwickelte F.-X.-Mayr-Kur zielt darauf ab, den Darm durch eine milde Ableitungsdiät und eine tägliche Darmreinigung (mittels Bittersalzlösungen und Basenpulver) umfassend zu entgiften und zu reinigen. Unterstützt wird die Darmsanierungskur durch physiotherapeutische Maßnahmen wie spezielle Bauchmassagen und medizinische Bäder sowie durch ausgiebige Ruhezeiten. Die erste Stufe (ein Tag) besteht aus Tee-Wasser-Fasten, danach folgt die eigentliche Milch-Semmel-Diät, bei der man drei bis vier Tage lang zweimal täglich je ein altbackenes, gründlich gekautes Brötchen mit etwa 100 Milliliter Milch isst. Pro Tag werden bis zu vier Liter Kräutertee und stilles Mineralwasser getrunken. Nach Abschluss der Brötchentage geht man schrittweise auf eine leicht verdauliche, vollwertige Ernährung über.

Mayr-Kuren werden an speziellen Kurkliniken unter ärztlicher Leitung – unter anderem zur Behandlung von Übergewicht und Verdauungsstörungen – durchgeführt.

## DAS UNTERSTÜTZT DIE ENTSCHLACKUNG

> Regelmäßige Darmreinigungen
> Saunabesuche
> Kneippanwendungen
> Viel Bewegung an der frischen Luft

»Fasten für Gesunde« nach Lützner

Der deutsche Fastenarzt Dr. Hellmut Lützner entwickelte in den 1970er-Jahren an einer Fachklinik für ernährungsbedingte Krankheiten das »Fasten für Gesunde«. Daran angelehnt ist eine Fastenkur über sieben Tage für den Alltag ideal. Alle länger dauernden Kuren sollten unter ärztlicher Kontrolle stattfinden. Die Kur besteht aus einem Entlastungstag, fünf Fastentagen sowie dem Tag des Fastenbrechens; dann folgen sechs Aufbautage. Zur Unterstützung dienen Spaziergänge, Sport und Entspannungsübungen.

> Am Entlastungstag stehen ausschließlich Obst, Gemüse, Rohkost und Vollkornprodukte auf dem Programm.
> An den Fastentagen werden nur Kräutertee, frisch gepresste Fruchtsäfte, Gemüsebrühe, Molke und/oder stilles Mineralwasser getrunken; zusätzlich erfolgt am ersten, dritten und fünften Fastentag eine Darmentleerung mit Glauber-, Bitter- oder Passagesalz (in der Apotheke erhältlich) oder einem Einlauf.
> Am Tag des Fastenbrechens wird am Vor- und Nachmittag langsam je ein Apfel verzehrt; abends gibt es dann eine kleine Quarkspeise mit etwas Obst und eine Scheibe Knäckebrot.
> An den sechs Aufbautagen, die den Körper wieder auf feste Nahrung umstimmen, wird die Nahrungszufuhr schrittweise mit viel Obst, Gemüse und Vollkornprodukten, aber mit wenig Fett, tierischem Eiweiß und – falls man nicht darauf verzichten kann – Genussmitteln wie Nikotin, Alkohol und Koffein erhöht.

**SCHRITTWEISE UMSTELLUNG**

Die Verdauungsorgane müssen sich an die faser- beziehungsweise ballaststoffreiche Kost erst gewöhnen. Um Verdauungsprobleme zu vermeiden, sollten Sie die tägliche Menge an (rohem) Gemüse und Vollkornprodukten langsam steigern.

Tee- und Wasserfasten

Tee- oder Wasserkuren zählen zu den strengsten Fastenkuren und sind deshalb nur für Fastenerfahrene geeignet, wenn sie ohne ärztliche Aufsicht durchgeführt werden. Während der Kur sind ausschließlich Wasser oder Tees (zum Beispiel Fenchel-, Kamillen- oder Pfefferminztee) erlaubt.

## Umstellung auf vollwertige Kost

Wenn es um die Frage nach der »gesündesten« Ernährung geht, ist sich die Ernährungswissenschaft einig, dass wir mit einer vollwertigen Kost am ehesten dem täglichen Bedarf des Körpers für einen reibungslosen Ablauf aller Stoffwechsel- und Verdauungsvorgänge gerecht werden. Eine vollwertige Ernährung besteht überwiegend aus pflanzlichen Lebensmitteln, zum Beispiel Brot (möglichst aus Vollkorn), Getreidegerichten, Kartoffeln, Hülsenfrüchten, Gemüse und Obst. Auf diese Weise wird der Körper optimal mit allen lebensnotwendigen Nahrungsinhaltsstoffen wie Eiweiß, Fett, Kohlenhydraten, Ballaststoffen, Vitaminen, Mineralstoffen, Spurenelementen und sekundären Pflanzenstoffen versorgt. Unter Letzteren versteht man Aroma- und Farbstoffe, Schutz- und Abwehrstoffe, die die Pflanzen für ihr Wachstum brauchen oder mit deren Hilfe sie sich gegen Krankheiten oder Fressfeinde wappnen. Unseren Körper unterstützen sekundäre Pflanzenstoffe zum Beispiel bei der Bekämpfung von Bakterien oder bei der Regulierung der Verdauung. Beispiele für sekundäre Pflanzenstoffe sind Carotinoide in Mohrrüben, Kürbissen oder Tomaten, Saponine in Hülsenfrüchten oder Phytosterine in fettreichen Nüssen.

Die Nahrungsmittel sollten nach Möglichkeit naturbelassen sein und schonend zubereitet werden. Produkte aus biologischem Anbau sind im Vergleich zur industriellen Massenproduktion biologisch gesehen sehr viel wertvoller: Sie verfügen über einen hohen Anteil an Vitaminen, Mineralien, Spurenelementen und anderen bioaktiven Stoffen und sie konfrontieren den Organismus nicht mit chemischen Substanzen, die für ihn schädlich sind.

## VORSICHT BEI EINEM REIZDARM

Einen therapeutischen Nutzen hat eine Umstellung auf Vollwertkost vor allem bei Verstopfung und anderen funktionellen Verdauungsproblemen (siehe Seite 9). Zudem wirkt die Vollwertkost der Entstehung einer Divertikulitis (siehe Seite 116), einem Reizmagen (siehe Seite 112) oder Reizdarm (siehe Seite 109) entgegen. Besteht bereits ein Reizdarm, ist Vorsicht geboten: Oft können gerade die gesunden Lebensmittel wie Milchprodukte, Hülsenfrüchte oder bestimmte Obstsorten die Beschwerden sogar verstärken. Einige Reizdarmpatienten vertragen zudem Vollwertprodukte oder Rohkost (phasenweise) nicht besonders gut. Dann müssen die unverträglichen Nahrungsmittel unbedingt gemieden werden.

# Die 10 Grundregeln einer vollwertigen Ernährung

Die Deutsche Gesellschaft für Ernährung (DGE) hat auf der Basis aktueller wissenschaftlicher Erkenntnisse zehn Regeln für genussvolle und gesunderhaltende Ernährung formuliert. Vorrang hat jedoch immer, was Ihnen gut bekommt.

### 1. Essen Sie vielseitig!
Kein Lebensmittel liefert alle Nährstoffe in ausreichender Menge. Um den Bedarf des Körpers an Vital- und Ballaststoffen, sekundären Pflanzenstoffen und wertvollen Eiweißen abzudecken, sollten Sie die Mahlzeiten vielseitig und abwechslungsreich zusammenstellen.

### 2. Essen Sie oft Getreideprodukte und Kartoffeln!
Vollkornbrot und -nudeln, Naturreis, Getreideflocken, Müsli und Kartoffeln enthalten kaum Fett, aber viele Vitamine, Mineralstoffe, Spurenelemente, Ballaststoffe und sekundäre Pflanzenstoffe. Deshalb sollten sie mehrmals täglich auf den Tisch kommen.

### 3. Take five!
Fünf Portionen Obst und Gemüse am Tag sollten es sein – und dies möglichst frisch, um den täglichen Bedarf an Ballast- und Vitalstoffen abzudecken.

### 4. Essen Sie Milch und Milchprodukte täglich, Fleisch, Wurst, Fisch und Eier nur ein- bis zweimal wöchentlich!
Milch und Milchprodukte sind wichtige Kalziumlieferanten, Seefisch ist reich an Jod, Selen und Omega-3-Fettsäuren. Fleisch und Wurstwaren haben einen hohen Gehalt an bestimmten B-Vitaminen. Es genügt jedoch, davon 300 bis 600 Gramm pro Woche zu verzehren.

### 5. Achten Sie auf eine fettarme Ernährung!
Besser sollte es heißen: Ernähren Sie sich fettbewusst. Denn ganz ohne Fett geht es nicht: Nahrungsfette versorgen den Körper mit lebenswichtiger Energie und sie enthalten zudem unverzichtbare Vitamine und Fettsäuren. Wichtig ist, dass der Anteil an einfach und mehrfach ungesättigten Fettsäuren, die meist pflanzlicher Herkunft sind, deutlich höher ist als der Anteil an gesättigten Fettsäuren. Auf industriell hergestellte gehärtete Fette (Transfette) sollten Sie ganz verzichten: Sie erhöhen unter anderem den schädlichen LDL-Cholesterin-Spiegel im Blut.
> Ungesättigte Fettsäuren sind zum Beispiel in Olivenöl, Nüssen und Avocados enthalten.

> Mehrfach ungesättigte Fettsäuren beziehungsweise Omega-3-Fettsäuren nehmen Sie zum Beispiel mit Kaltwasserfischen (etwa Lachs, Makrele), Walnüssen oder Rapsöl auf.
> Gesättigte Fettsäuren finden sich vor allem in Nahrungsmitteln tierischer Herkunft.
> Transfette kommen vor allem in frittierten Produkten (zum Beispiel Pommes frites), Snacks (etwa Chips, Cracker) sowie in vielen gehärteten Back- und Bratfetten vor.

### 6. Essen Sie Zucker und Salz in Maßen!

Wer häufig und zu viel Süßes isst oder trinkt, läuft Gefahr, seinen Blutzuckerspiegel aus dem Gleichgewicht zu bringen, und leistet zudem aus Sicht der Naturheilkunde einer Übersäuerung des Organismus Vorschub. Gute Alternativen zum Haushaltszucker sind Birnendicksaft, Ahornsirup oder Honig, die Sie auch zum Backen von Kuchen oder Gebäck verwenden können. Ebenso sollten Sie sparsam salzen. Würzen Sie Ihre Speisen besser mit frischen Kräutern.

### 7. Trinken Sie viel Leitungswasser, stilles Wasser, verdünnte Obstsäfte, Kräutertees!

Der Körper benötigt für all seine Funktionen ausreichend Flüssigkeit. Die Empfehlung lautet: Trinken Sie täglich mindestens 1,5 bis 2 Liter. Wenn Sie unter Verstopfung leiden, Sie öfter auf Füll- und Quellstoffe (siehe Seite 90) zu therapeutischen Zwecken zurückgreifen und/oder Sie viele Ballaststoffe essen, sollte die Trinkmenge mindestens 2,5 Liter pro Tag betragen.

### 8. Bereiten Sie Speisen schonend und schmackhaft zu!

Sauerstoff, Licht und Wasser können viele lebensnotwendige Inhaltsstoffe schädigen. Durch falsche Lagerung, unsachgemäße Vor- und Zubereitung werden vor allem Vitalstoffe zerstört.

### 9. Nehmen Sie sich Zeit, genießen Sie Ihr Essen!

Nehmen Sie Ihre Mahlzeiten in Ruhe ein. Kauen Sie jeden Bissen gründlich und hören Sie auf zu essen, wenn Sie sich satt fühlen. So beugen Sie effektiv Verdauungsproblemen wie Blähungen, Magendrücken, Völlegefühl oder Sodbrennen, aber auch Übergewicht vor.

### 10. Achten Sie auf Ihr Gewicht, bleiben Sie in Bewegung!

Passen Sie die Energiezufuhr über den Verzehr von Nahrungsmitteln Ihrem individuellen Energiebedarf an; andernfalls könnten Über- oder Untergewicht die Folgen sein. Regelmäßige körperliche Aktivität steigert die körperliche Fitness und beugt Verdauungsstörungen vor.

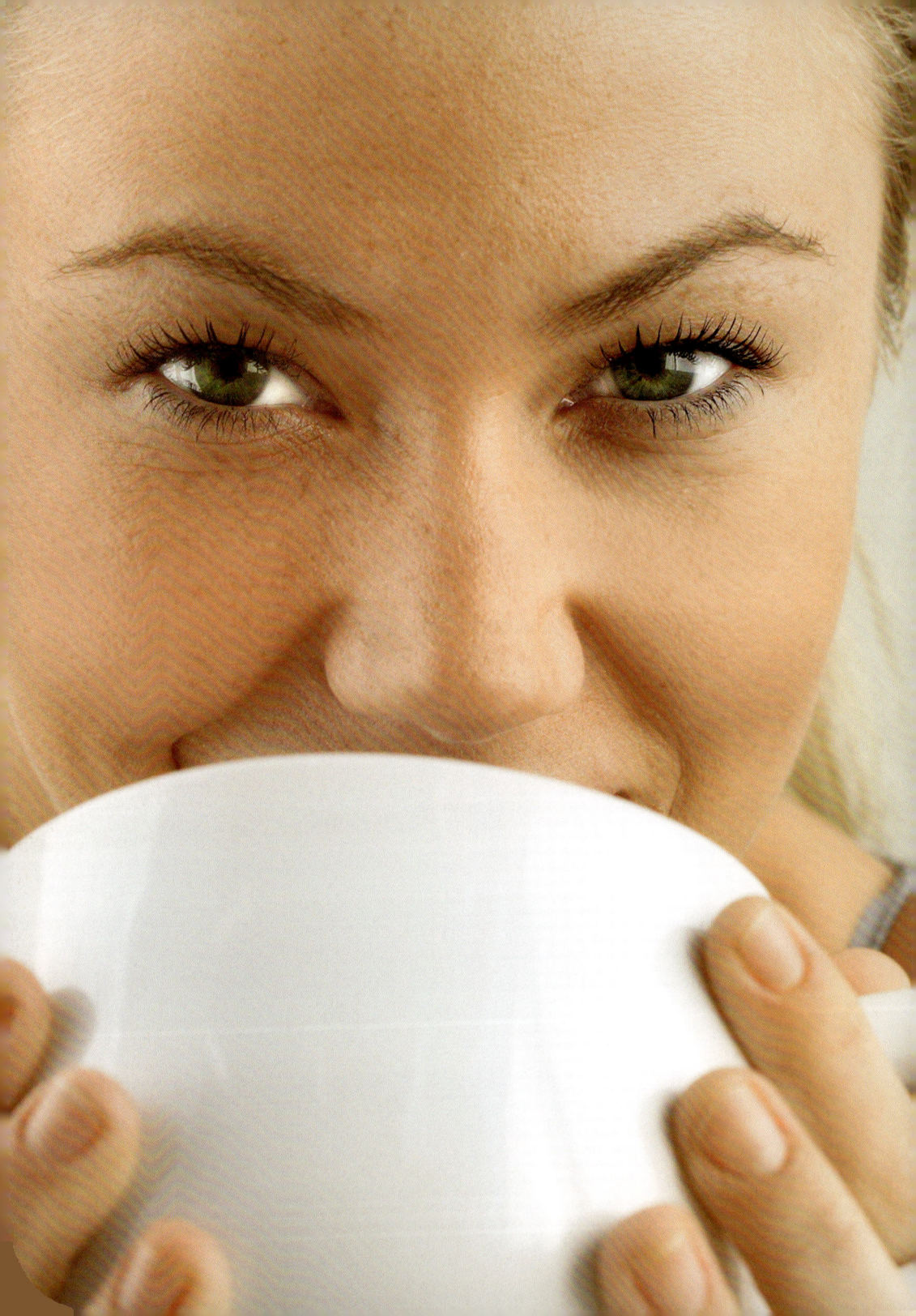

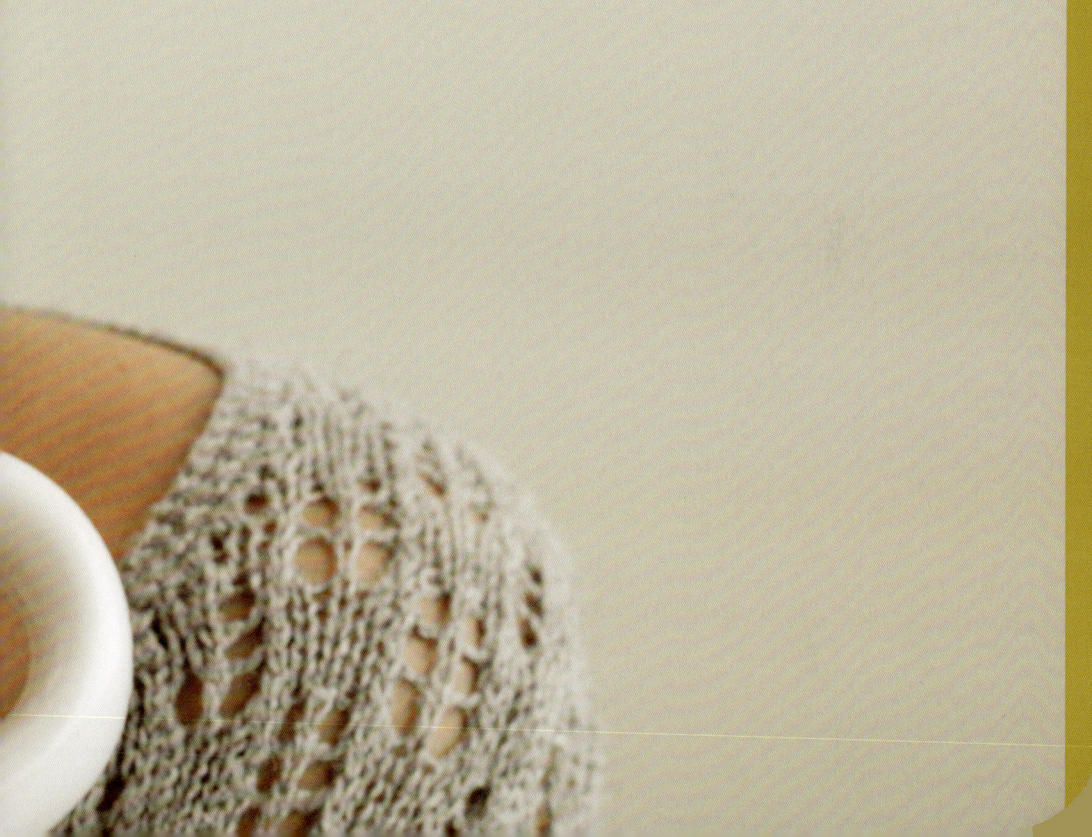

# MAGEN-DARM-ERKRANKUNGEN VON A BIS Z

Auf den nächsten Seiten folgen leichtere Beschwerden, die Sie selbst behandeln können. Bei den Krankheiten im zweiten Teil können Sie die Therapie sanft unterstützen.

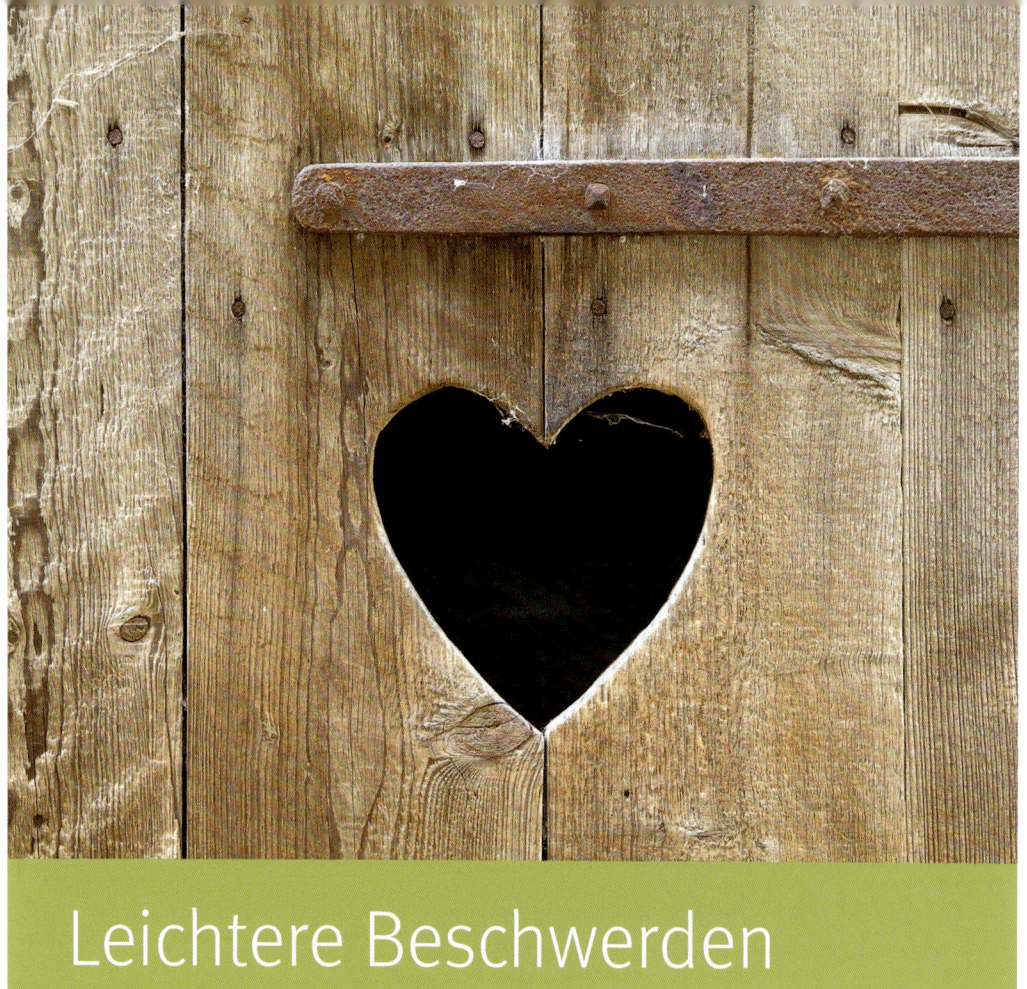

# Leichtere Beschwerden
## natürlich behandeln

**Naturheilkundliche Methoden setzen direkt** an der Ursache einer Erkrankung an und aktivieren die Selbstheilungskräfte des Körpers. Allerdings erfordert es oft etwas Geduld, bis sie ihre Wirkung voll entfalten – insbesondere, wenn es um Störungen geht, die schon seit Längerem bestehen. Stellen Sie sich also bitte darauf ein, dass es einige Zeit dauern kann, bis Sie sich wieder rundum wohlfühlen. Wichtig ist, dass Sie die Maßnahmen regelmäßig durchführen und die Dosierungsvorgaben beachten.

# Appetitlosigkeit

Vermutlich hat jeder schon einmal lustlos im Essen gestochert: Wenn das Gericht nicht schmeckt oder wenn die Muße für den Genuss einer Mahlzeit fehlt, weil hektische oder aufregende Stunden hinter einem liegen, bleibt auch der Appetit aus – eine vorübergehende Erscheinung, die meist schon am nächsten Tag vergessen ist. Auch der Beginn eines Infekts, akute fieberhafte Erkrankungen oder ein verdorbener Magen werden oft von kurzzeitiger Appetitlosigkeit begleitet. Länger anhaltende Appetitlosigkeit ist jedoch meist ein Hinweis auf psychische oder körperliche Erkrankungen. Oft gelingt die diagnostische Einordnung erst, wenn der Appetitmangel mit anderen Symptomen in Zusammenhang gebracht wird. So kann Appetitlosigkeit zum Beispiel in Verbindung mit brennenden oder bohrenden Schmerzen im Oberbauch eine Magenschleimhautentzündung (siehe Seite 103), ein Zwölffingerdarmgeschwür (siehe Seite 102) oder einen Reizmagen (siehe Seite 112) anzeigen. Aber auch eine Depression und – im Extremfall – eine Krebserkrankung können ursächlich verantwortlich sein. Gewichtsverlust, der mit (scheinbarer) Appetitlosigkeit und einer stark reduzierten Essmenge einhergeht, ist oft ein Indiz für eine schwere Essstörung (zum Beispiel Magersucht). Mitunter kann auch die Einnahme von Medikamenten Appetitlosigkeit hervorrufen.

**IMMER NOCH UNKLAR**
Appetit wird durch ein kompliziertes System im zentralen Nervensystem geregelt, das bis heute noch nicht ganz entschlüsselt ist. Einfluss auf den Appetit nehmen Gefühle, Gewohnheiten und Sinneseindrücke (wie Geruch, Aussehen einer Speise).

## Wann zum Arzt?

Wenn Sie schon länger als zwei Wochen unter Appetitlosigkeit leiden, sollten Sie sich von einem Arzt gründlich untersuchen lassen. Dies gilt insbesondere, wenn Sie zudem deutlich abgenommen haben oder plötzlich eine Abneigung gegen bestimmte Speisen (etwa Fleisch) verspüren. Ebenso ist anhaltender Appetitmangel in Verbindung mit Magenschmerzen, einer Veränderung der Stuhlgewohnheiten, Abgeschlagenheit oder eingeschränkter Leistungsfähigkeit ein Alarmzeichen. Haben Sie den Verdacht, dass die Appetitlosigkeit mit der Einnahme von Medikamenten zusammenhängt, besprechen Sie mit Ihrem Arzt die Möglichkeit eines Arzneimittelwechsels.

## APPETITMANGEL ERNST NEHMEN

Wer unter Appetitmangel leidet, riskiert Gesundheitsprobleme. Weil der Organismus nicht mehr ausreichend mit den notwendigen Stoffen versorgt wird, können Eiweiß- oder Vitaminmangel, aber auch anhaltende Schwäche oder Infektanfälligkeit die Folgen sein.

## Selbstbehandlung mithilfe der Naturheilkunde

### Soforthilfe bei Akutbeschwerden

> Ein Glas Grapefruitsaft, kurz vor dem Essen getrunken, regt den Appetit an.
> Condurangorinde enthält Bitterstoffe und hat sich deshalb als guter Appetitanreger bewährt. Für einen Tee übergießen Sie zwei Teelöffel der Condurangorinde mit kaltem Wasser. Erhitzen Sie den Sud langsam und lassen Sie ihn ein paar Minuten köcheln. Dann nehmen Sie den Topf vom Herd; nach dem Erkalten seihen Sie den Tee ab. Trinken Sie 30 Minuten vor der Mahlzeit eine Tasse Tee – bei Bedarf können Sie den Tee wieder trinkwarm erhitzen; er sollte aber nicht mehr kochen.
> Einige Kräuter wie Bärlauch, Basilikum, Bohnenkraut, Estragon oder Thymian sowie Currygewürz und Ingwer steigern den Appetit: Schmecken Sie Ihre Gerichte kräftig mit einem der Gewürze ab, das Sie sehr gern mögen. Im Übrigen regt auch Senf die Verdauungssäfte an.
> Die Augen »essen« mit: Richten Sie Ihre Speisen appetitlich an.

### Bewährte Hausmittel

> Bitterstoffkur: Bitterstoffhaltige Pflanzen wie Enzian, Benediktenkraut, Schafgarbe, Wermut, Tausendgüldenkraut, Chinarindenbaum oder Condurango steigern die Speichel- und Magensaftsekretion und haben damit auch eine appetitanregende Wirkung. Für eine mindestens vierwöchige Bitterstoffkur wenden Sie die Bitterstoffe am besten in flüssigen Zubereitungen wie Tinkturen, Säften oder Teeaufgüssen an. Ist Ihnen ein Tee zu bitter, können Sie auf fertig zubereitete, milder schmeckende Bitterstoffextrakte zurückgreifen (im Reformhaus erhältlich). Hiervon geben Sie drei- bis fünfmal täglich einige Tropfen in ein Glas Wasser oder Saft und trinken dies dann jeweils 30 Minuten vor den Mahlzeiten.
> Kneippsche Güsse, morgendliche Wechselduschen: Sie beleben nicht nur Kreislauf und Stoffwechsel, sondern wirken sich auch positiv auf die Appetitregulation aus.

### Homöopathische Behandlung

> Acidum phosphoricum D12, 2-mal täglich 5 Globuli, bei Appetitmangel in Verbindung mit Verdauungsstörungen (zum Beispiel Blähungen, saures Aufstoßen)
> China D6, 3-mal täglich 5 Globuli, wenn Sie nach einer Krankheit oder Operation keinen Appetit verspüren
> Ignatia D12, 2-mal täglich 5 Globuli, wenn seelischer Kummer die Ursache für Appetitlosigkeit ist

### Ernährungsempfehlungen

> Geben Sie für ein paar Tage bewusst Ihren Lieblingsgerichten den Vorzug.
> Essen Sie mehrere kleinere Portionen statt der »klassischen« drei großen Mahlzeiten am Tag.
> Achten Sie darauf, dass das Essen weder zu kalt noch zu heiß serviert wird.

Diese Nahrungsmittel und Getränke sollten Sie meiden:

> Alle Nahrungsmittel oder Getränke, die Sie nicht mögen oder nicht gut vertragen
> Kohlensäurehaltige Getränke kurz vor dem Essen, denn Kohlensäure erzeugt ein Sättigungsgefühl

### Das können Sie noch tun

> Körperliche Aktivität an der frischen Luft macht hungrig. Oft genügt schon ein kleiner Spaziergang vor dem Mittagessen, um Lust aufs Essen zu bekommen.
> Lüften Sie täglich Ihre Wohnung, damit Essensgerüche verschwinden.

## Aufstoßen

Aufstoßen wird ausgelöst, wenn etwa durch zu schnelles Essen oder Trinken zu viel Luft in den Magen gelangt ist. Diese wird über die Speiseröhre wieder nach oben gedrückt. Mitunter tritt Aufstoßen nicht allein, sondern in Kombination mit Blähungen (siehe Seite 62) auf. Sporadisches Aufstoßen ist zwar lästig, aber in der Regel kein Zeichen für eine ernsthafte Erkrankung.

### LUFTSCHLUCKEN

Aufstoßen kann auch Folge von krankhaftem Luftschlucken sein. Der sogenannten Aerophagie liegt meist eine behandlungsbedürftige Störung zugrunde. Hierbei werden auch beim Sprechen oder bei der Atmung übergroße Mengen Luft geschluckt.

### Wann zum Arzt?

Tritt Aufstoßen häufiger auf oder wird es immer wieder von einem sauren Geschmack im Mund und/oder Sodbrennen (siehe Seite 83) begleitet, sollten Sie die Ursache unbedingt ärztlich abklären lassen. Bei Letzterem ist es sehr wahrscheinlich, dass nicht nur Luft, sondern auch Magensäure in die Speiseröhre zurückfließt. Dann könnte eine Refluxkrankheit (siehe Seite 108) vorliegen. Aber auch eine Magenschleimhautentzündung (siehe Seite 103), ein Magen- oder Zwölffingerdarmgeschwür (siehe Seite 102) können von Aufstoßen begleitet werden.

### Selbstbehandlung mithilfe der Naturheilkunde

Siehe Selbsthilfemaßnahmen bei Blähungen, Seite 64. Lesen Sie unter Sodbrennen (siehe Seite 83) nach, wenn saures Aufstoßen mit brennenden Schmerzen hinter dem Brustbein auftritt.

## Bauchschmerzen

Bauchschmerzen gehören zu den häufigsten und zugleich vieldeutigsten Beschwerden überhaupt: Sie können Ausdruck einer harmlosen Infektion, aber auch Leitsymptom des lebensgefährlichen akuten Bauchs (akutes Abdomen, siehe Seite 118) sein, plötzlich auftreten oder allmählich schlimmer werden, permanent bestehen oder sich phasenweise bemerkbar machen, als dumpf, drückend, stechend, brennend, krampf- oder kolikartig empfunden werden, mäßig ausgeprägt oder sehr heftig sein. Häufig scheint der ganze Bauch betroffen zu sein, mitunter lässt sich der Schmerz aber ziemlich genau lokalisieren, so etwa bei einer Blinddarmentzündung (siehe Seite 115), bei der sich der Schmerz nach einem diffusen Beginn meist in den rechten Unterbauch verlagert. Oft ist eine Störung im Verdauungstrakt beziehungsweise eine Erkrankung der Bauchorgane ursächlich verantwortlich, jedoch können die Schmerzen auch vom Harnsystem (zum Beispiel Nieren, Blase), von den weiblichen Geschlechtsorganen und sogar von Lunge oder Herz ausgehen. Zudem können Bauchschmerzen durch akute Stressbelastungen oder auch durch ungelöste seelische Konflikte ausgelöst werden.

# Arztbesuch oder Selbstbehandlung?

Haben Sie Bauchschmerzen, dann lesen Sie sich am besten die folgenden Fragen durch. Entscheiden Sie dann aufgrund der Antworten, ob Sie sich von einem Arzt untersuchen lassen und auf eine Selbstbehandlung verzichten.

> Haben Sie zuvor etwas Unbekömmliches oder schwer Verdauliches gegessen oder getrunken?
> In diesem Fall brauchen Sie keinen Arzt, die Beschwerden dürften nach einigen Stunden von selbst verschwinden.

> Leiden andere Familienmitglieder unter den gleichen Symptomen?
> Bei leichteren Beschwerden warten Sie erst einmal ab. Bei heftigeren Symptomen (siehe unten) und/oder wenn Ihre Beschwerden nicht nach 24 Stunden weitgehend abgeklungen sind, sollten Sie den Arzt aufsuchen.

> Bestehen noch weitere Beschwerden wie Fieber, starkes Erbrechen und/oder starker Durchfall (siehe auch »Wann zum Arzt«, Seite 68)?
> Dann sollten Sie auf eine Selbstbehandlung verzichten und umgehend zum Arzt gehen und sich untersuchen lassen.

> Stehen Sie derzeit stark unter Stress? Gibt es Probleme, die Sie im wahrsten Sinn des Wortes »nicht verdauen können«?
> Wenn Sie mit stressabbauenden Selbsthilfemaßnahmen wie Autogenem Training, Yoga oder Muskelentspannung nach Jacobson nicht weiterkommen, könnten Ihnen eventuell ein Psychologe oder auch ein Arzt, der sich auf psychosomatische Erkrankungen spezialisiert hat, weiterhelfen.

> Vergleichen Sie Ihre Beschwerden mit den ab Seite 114 aufgeführten Erkrankungen – passt eine der Symptombeschreibungen zu den Beschwerden, unter denen Sie derzeit gerade leiden?
> Ist das der Fall, dann dürfen Sie keine Zeit verlieren und Sie sollten umgehend einen Arzt aufsuchen.

> Lässt sich ein zeitlicher Zusammenhang herstellen zwischen dem Auftreten Ihrer Beschwerden und dem Verzehr eines bestimmten Nahrungsmittels (zum Beispiel Milchprodukte oder glutenhaltige Nahrungsmittel)?
> Suchen Sie bald einen Arzt auf, um eine mögliche Nahrungsmittelunverträglichkeit abklären zu lassen.

**WICHTIG**

Haben Sie den Verdacht, dass es sich um eine Entzündung handelt (sind die Bauchschmerzen in den rechten Unterbauch gewandert? Lassen sich die Schmerzen im rechten Oberbauch lokalisieren?), könnte Wärme die Schmerzen verschlimmern. In diesem Fall sollten Sie auf alle äußeren Anwendungen, die über Wärme wirken, verzichten.

## Wann zum Arzt?

Plötzlich einsetzende, anhaltend starke Bauchschmerzen sind ein Alarmzeichen, insbesondere wenn sie mit anderen Symptomen wie hohem Fieber, einer gespannten, harten und berührungsempfindlichen Bauchdecke und/oder einem eindeutig lokalen Bezug einhergehen oder wenn sie von heftigem Erbrechen oder Durchfall mit Blutbeimengungen begleitet werden. Gehen Sie auch zum Arzt, wenn zunächst eher mäßige Bauchschmerzen nicht auf Selbstbehandlungsmaßnahmen ansprechen oder wenn die Schmerzen nach Medikamenteneinnahme auftreten.

## Selbstbehandlung mithilfe der Naturheilkunde

### Soforthilfe bei Akutbeschwerden

> Krampfartige Bauchschmerzen sprechen gut auf Wärme an: Legen Sie sich für mindestens 15 Minuten – bei Bedarf auch länger – eine nicht zu heiße Wärmeflasche oder ein warmes Heublumensäckchen auf den Bauch. Ebenso kann ein feuchtwarmer Bauchwickel (siehe Seite 38) Linderung bringen.
> Ein Heiltee aus Kamille und Melisse hilft bei mäßig ausgeprägten Bauchschmerzen. Mischen Sie je einen Teelöffel der Kräuter und übergießen Sie die Mischung mit 150 Milliliter kochend heißem Wasser. Seihen Sie den Tee nach zehn Minuten ab und trinken Sie ihn in kleinen Schlucken. Alternativ hilft auch ein Tee aus Pfefferminzkraut, Anis- oder Fenchelfrüchten.
> Bauchweh infolge einer zu üppigen Mahlzeit kann mit einem Bitterkräutertee gelindert werden, etwa aus Enzianwurzel, Wermutkraut oder Tausendgüldenkraut. Nehmen Sie jeweils einen Teelöffel und überbrühen Sie die Mischung mit 150 Milliliter heißem Wasser. Seihen Sie den Tee nach fünf Minuten ab.
> Siehe auch Blähungen, Seite 62, Magenschmerzen, Seite 74.

### Bewährte Hausmittel

> Entsäuerungskur: Wenn Sie öfter unter Bauchschmerzen leiden, bei denen eine organische Ursache ausgeschlossen wurde, könnte eine Entsäuerungskur (siehe Seite 45) sinnvoll sein.

> Kur mit Heilerde: Lösen Sie mindestens sechs Wochen lang täglich ein bis zwei Teelöffel Heilerde (Apotheke) in einem Glas lauwarmem Wasser auf und trinken Sie die Flüssigkeit schluckweise, zum Beispiel jeden Morgen vor dem Frühstück.
> Mikrobiologische Therapie: Haben Sie kürzlich eine Antibiotikatherapie durchgeführt? Ist Ihre Ernährung zu einseitig (zu viel Fastfood, zu viele Weißmehl- und Zuckerprodukte)? Eventuell ist eine Störung der Darmflora die Ursache, sodass sich eine mikrobiologische Therapie (siehe Seite 41) anbietet.
> Heilfasten: Eine Heilfastenkur (siehe Seite 46) kann wiederkehrende funktionelle Bauchschmerzen bessern.

### Homöopathische Behandlung

> Argentum nitricum D12, im Akutzustand stündlich, ab dem zweiten oder dritten Tag 3-mal täglich 5 Globuli, wenn die krampfartig stechenden Schmerzen auf Aufregung wie Prüfungsangst zurückgehen, bei aufgetriebenem Bauch und bei Heißhunger auf Süßes
> Chamomilla D12, im Akutzustand stündlich, ab dem zweiten oder dritten Tag 3-mal täglich 5 Globuli, bei starken, krampfartigen Schmerzen, die Sie wütend machen
> Colocynthis D6, stündlich 3 Globuli, bis sich die Symptome bessern, bei krampfartigen Bauchschmerzen, die mit dem Bedürfnis einhergehen, sich zusammenzukrümmen
> Nux vomica D12, im Akutzustand stündlich, ab dem zweiten oder dritten Tag zweimal täglich 5 Globuli, wenn Sie verdorbene Speisen oder vieles durcheinander gegessen haben

### WEITERE HOMÖOPATHIKA

Auch Veratrum album oder Magnesium phosphoricum sind bewährte homöopathische Akutmittel zur Linderung von Bauchschmerzen.

### Ernährungsempfehlungen

> Essen Sie nur das, was Ihnen bekommt, und meiden Sie Speisen, auf die Sie keinen Appetit haben.
> Wenn Ihr Bauch nach einer »beruhigenden« Kost verlangt, bietet sich eine Suppe aus Haferschleim (siehe Seite 43) an.

Diese Nahrungsmittel und Getränke sollten Sie meiden:

> Scharfe, fette, blähende Speisen (siehe Blähungen, Seite 66)
> Süßigkeiten

> Kohlensäurehaltige Getränke
> Kaffee, Nikotin und Alkohol

**Das können Sie noch tun**
> Gönnen Sie Ihrem Bauch eine Pause und legen Sie sich einfach eine Weile auf ein Sofa oder Bett. Manchmal vergehen die Beschwerden wieder, wenn man sich mal ausstreckt.
> Wenn Sie bevorzugt in Stresssituationen oder bei seelischer Belastung unter Bauchschmerzen leiden, bietet sich das Erlernen einer Entspannungstechnik an, etwa Autogenes Training.

## Blähungen

Blähungen sind weit verbreitet. Ursache ist eine gesteigerte Gasansammlung im Darm, was zu Magendrücken und Völlegefühl, mitunter aber auch zu starken krampfartigen Bauchschmerzen führt. Für den Betroffenen besonders unangenehm ist der vermehrte, kaum steuerbare Abgang von Winden. Ein Großteil des Gases, das sich im Darm ansammelt, stammt von den gasbildenden Bakterien und mitunter auch von Luft, die man beim (hastigen) Essen und Trinken oder auch beim Atmen verschluckt. Vor allem unter Stress entwickelt sich Luftschlucken oft zu einer ungesunden unbewussten Angewohnheit. Der übermäßige Konsum von kohlensäurehaltigen Getränken und Kaugummikauen fördern ebenfalls das Verschlucken von Luft. Wird das Essen nicht richtig gekaut, gelangen Nahrungsbestandteile unverdaut in die tieferen Darmabschnitte. Dort kommt es zur Bildung von Gärgasen. Zudem können schwer verdauliche Kohlenhydrate, etwa in Hülsenfrüchten, Kohl und Vollkornprodukten, aber auch Fastfood oder Konservengerichte der Entwicklung von Gasen im Darm Vorschub leisten. Bei Krankheiten wie Zöliakie (siehe Seite 112) oder bei einer Milchzuckerunverträglichkeit (siehe Seite 106) gelangen unverdaute Kohlenhydrate in den Dickdarm, wo sie unter Bildung großer Gasmengen von den Darmbakterien abgebaut werden – die Folge sind Blähungen, die sich oft erst bessern, wenn die Gase als Winde abgehen. Ebenso treten Blähungen häufig im Rahmen eines Reizdarms (siehe Seite 109) auf.

**KRANKHAFTE BLÄHUNGEN**
Einige Krankheiten, wie beispielsweise ein Pfortaderhochdruck bei Leberzirrhose oder eine Rechtsherzschwäche, rufen Blähungen hervor.

# Das Roemheld-Syndrom

> **Was versteckt sich hinter dem Roemheld-Syndrom?**

Extrem starke Blähungen können besorgniserregende Beschwerden hervorrufen. Direkt unter dem Zwerchfell liegen auf der linken Seite der Magen und Teile des Darms. Enthalten sie viele Gase, blähen sie stark auf und können gegen das Zwerchfell drücken. Sie drängen das Zwerchfell nach oben und engen so nun auch das darüber gelegene Herz sowie die Lunge ein. Die Folge sind meist herzinfarktähnliche Symptome wie Schwindel, Beklemmungsgefühle, Herzklopfen, Kurzatmigkeit und sogar schwere Atemnot. Auch starke Angst- beziehungsweise panikattackenartige Zustände sind möglich. Dieses Beschwerdenbild wird in der Medizin als Roemheld-Syndrom bezeichnet – benannt nach dem deutschen Internisten Ludwig von Roemheld, der die Symptome Anfang des 20. Jahrhunderts zum ersten Mal beschrieb. Meist tritt das Roemheld-Syndrom kurz nach einer üppigen, fettreichen Mahlzeit auf und verschwindet mit voranschreitender Verdauung von selbst wieder. Besonders häufig betroffen sind Übergewichtige, gelegentlich trifft es aber auch Personen, die keine Gewichtsprobleme haben. Eine ärztliche Behandlung ist in der Regel nicht notwendig. Treten die Erscheinungen jedoch immer wieder auf, sollten mögliche Ursachen ärztlich abgeklärt werden, denn manchmal steckt auch eine Nahrungsmittelunverträglichkeit, zum Beispiel gegen Milchzucker (siehe Seite 106) oder Fruchtzucker, dahinter.

> **Was kann man dagegen tun?**

Wenn Sie schon einmal ein Roemheld-Syndrom erlitten haben, sollten Sie blähende, fettreiche Speisen in Zukunft möglichst konsequent meiden und nach einer opulenten Mahlzeit stets einen Verdauungsspaziergang einplanen. Einige Betroffene profitieren auch von »entschäumenden« Wirkstoffen wie Simeticon (zum Beispiel als Kautabletten oder Tropfen eingenommen), die dafür sorgen, dass der blasige Schaum, der durch die aufgestauten Gase entsteht, zerfällt. Auf diese Weise können die Gase nun auf natürliche Weise entweichen. Zur Linderung eines Roemheld-Syndroms mit ausgeprägten Angstgefühlen und einem Engegefühl in der Brust empfiehlt die Homöopathie als Akutmaßnahme Argentum nitricum D12, von dem zweimal 5 Globuli im Abstand von zwei Stunden eingenommen werden. Stehen Atembeschwerden (vor allem Durchatmen fällt schwer) im Vordergrund, bietet sich Asa foetida D6 an, das wie Argentum nitricum eingenommen wird. Ansonsten eignen sich auch die aufgeführten Soforthilfemaßnahmen zur Linderung von Blähungen (siehe Seite 64).

### Wann zum Arzt?

In den meisten Fällen sind Blähungen lästig, aber harmlos. Plötzlich auftretende, sehr heftige Beschwerden sollten jedoch immer Anlass für einen Arztbesuch sein – insbesondere, wenn noch weitere Beschwerden wie ein ballonartig aufgetriebener Bauch bestehen und/oder wenn mit den Winden Stuhl abgeht. Wenn Sie den Verdacht auf eine Nahrungsmittelunverträglichkeit (siehe Seite 107) haben, sollten Sie ebenfalls zu einem Arzt gehen.

## Selbstbehandlung mithilfe der Naturheilkunde

### Soforthilfe bei Akutbeschwerden

> **WICHTIG**
> Anisöl gehört zu den wehenauslösenden ätherischen Ölen und darf in der Schwangerschaft nicht angewendet werden.

> Anis-, Fenchel-, Kümmel- und Korianderfrüchte wirken entblähend. Für einen Tee übergießen Sie einen Esslöffel der Früchte in beliebigem Mischungsverhältnis mit 150 Milliliter kochendem Wasser. Lassen Sie das Ganze zehn Minuten lang ziehen und trinken Sie den noch warmen Tee in kleinen Schlucken.
> Wärme vertreibt Blähungen: Legen Sie einen warmen Heublumensack (siehe Seite 38) oder eine Wärmflasche auf den Bauch oder einen feuchtwarmen Bauchwickel (siehe Seite 38) an. Gönnen Sie sich mindestens 30 Minuten lang Ruhe im Bett.
> Wenn Blähungen unmittelbar nach einer Mahlzeit auftreten, kann ein Verdauungsspaziergang Linderung bringen.
> Massieren Sie den Bauch mit kreisenden Bewegungen im Uhrzeigersinn. Setzen Sie dabei Anisöl ein: Das Aromaöl löst Krämpfe und erhöht damit die Wirkung der Massage.
> Nehmen Sie nach einer schweren Mahlzeit einen Teelöffel Natronpulver (Natriumhydrogenkarbonat, zum Beispiel Kaiser-Natron®, Bullrich Salz®) in einem Glas lauwarmem Wasser ein.

### Bewährte Hausmittel

> Kur mit Heilerde: Heilerde absorbiert überschüssige Luft und Gase. Lösen Sie mindestens sechs Wochen lang täglich ein bis zwei Teelöffel Heilerde (etwa Luvos Heilerde®) in einem Glas lauwarmem Wasser auf und trinken Sie die Flüssigkeit schluckweise, zum Beispiel jeden Morgen vor dem Frühstück.

> Eine Heilfastenkur (siehe Seite 46) einmal pro Jahr bewirkt oft eine nachhaltige Besserung der Beschwerden.
> Wiederkehrende Blähungen infolge einer gestörten Darmflora mildert eine mikrobiologische Therapie (siehe Seite 41).
> Wenn Blähungen immer wieder auftreten, helfen auch Maßnahmen zur Darmreinigung, wie Einläufe (siehe Seite 40).
> Bitterkräuterkur: Den Bitterkräutern Beifuß, Engelwurz und Wermut sowie der etwas weniger bitter schmeckenden Schafgarbe und Pomeranzenschalen wird eine gärungsmildernde, entblähende Wirkung zugeschrieben. Eine Kur mit Tees (dreimal täglich eine Tasse kurz vor den Mahlzeiten getrunken; Rezept siehe Seite 34) oder mit fertig zubereiteten Bittertinkturen (Zubereitung siehe Packung oder Packungsanleitung) sollte mindestens vier Wochen dauern.

### ENGELWURZ HILFT

Engelwurz ist Bestandteil von einigen verdauungsfördernden Tees und Tinkturen (Fertigzubereitungen). Häufige Einsatzgebiete sind neben Blähungen auch Völlegefühl und Magenbeschwerden.

### Homöopathische Behandlung

> Asa foetida D6, 3-mal täglich 5 Globuli, bei extrem übel riechenden Blähungen mit Aufstoßen und aufgetriebenem Bauch
> Carbo vegetabilis D12, 3-mal täglich 1 Tablette, wenn der Oberbauch gebläht ist und die Beschwerden mit Bauchkrämpfen und übel riechenden Winden einhergehen
> Lycopodium D12, zweimal täglich 5 Globuli, wenn der Unterbauch gebläht ist, Darmgeräusche hörbar sind und einengende Kleidung nicht vertragen wird
> Nux vomica D12, 2-mal täglich 5 Globuli, wenn die Blähungen mit Übelkeit, Völlegefühl und Verstopfung einhergehen

### Ernährungsempfehlungen

> Verzichten Sie auf blähende Speisen (siehe Seite 66).
> Vermeiden Sie übermäßiges Luftschlucken. Hierfür ist es zum Beispiel wichtig, dass Sie sich genügend Zeit beim Essen nehmen und jeden Bissen sehr sorgfältig kauen, und zwar jeden Bissen mindestens zehnmal.
> »Entschärfen« Sie blähende Speisen wie Kohl, Zwiebeln oder Bohnen mit einer Prise Natronpulver. Angenehmer Nebeneffekt: Das Gemüse wird schneller weich.

Diese Nahrungsmittel und Getränke sollten Sie meiden:

> Bohnen, Linsen und andere Hülsenfrüchte
> Zwiebeln, Knoblauch, Kohlgemüse
> Kirschen, Aprikosen, Beeren; alles unreife Obst
> Zu viel kohlensäurehaltige Getränke, Alkohol und Kaffee
> Frisches Brot, frisch gebackene (warme) Kuchen und Plätzchen
> Größere Rohkostmengen (vor allem abends)
> Ballaststoffreiche Kost in Kombination mit Zucker, Marmelade oder Honig
> Konservenkost, Fastfood

**Das können Sie noch tun**

> Verzichten Sie auf Kaugummikauen, weil Sie dadurch zu viel Luft schlucken.
> Gewöhnen Sie sich das Rauchen ab, es fördert Blähungen.
> Lebensmittel, auf die Sie zwar mit Blähungen reagieren, die Sie jedoch ungern ganz von Ihrem Speiseplan streichen wollen, sollten Sie zumindest ab 15 Uhr meiden.
> Auch einengende Kleidung oder ein zu eng geschnallter Gürtel können Blähungen auslösen.
> Achten Sie auf eine aufrechte Sitzhaltung: Wer stundenlang gekrümmt am Schreibtisch sitzt, leidet öfter unter Blähungen.

**GU-ERFOLGSTIPP**   KEINE BLÄHUNGEN DURCH ROHKOST

Rohkost ist reich an Vitaminen, Mineralstoffen und Ballaststoffen und steht deshalb ganz oben auf der Liste der gesunden Lebensmittel. Allerdings können manche Rohkostgemüse wie rote Paprikaschoten, Mohrrüben, Tomaten oder Radieschen vom Dünndarm nicht aufgespalten werden und gelangen unverdaut in den Dickdarm. Dort warten gasbildende Bakterien auf das rohe Gemüse, von dem sie sich ernähren. Dabei führen diese Bakterien bei empfindlichen Menschen zu übermäßigen Blähungen.

Gehören Sie zu dieser Personengruppe, dann sollten Sie Rohkost mit Vorsicht genießen. Garen Sie das Gemüse in einer Pfanne mit heißem Öl kurz an (es sollte auf jeden Fall noch »bissfest« bleiben), dann ist es auch für Sie besser verträglich.

# Durchfall

Wenn die Stuhlentleerung häufiger als dreimal pro Tag erfolgt und die Stuhlkonsistenz flüssig bis wässrig ist, handelt es sich um Durchfall; meist ist auch die Stuhlmenge vermehrt. Bei Durchfall zeigt der Darm eine erhöhte motorische Aktivität und führt Nahrung und Flüssigkeit beschleunigt aus dem Körper ab. Zudem sondert die Darmwand bei Entzündungsvorgängen unkontrolliert Flüssigkeit und Schleim ab; gleichzeitig sind die Aufspaltung der aufgenommenen Nahrung im Darm sowie die Fähigkeit der Darmzellen zur Wasser- und Elektrolytaufnahme eingeschränkt. Das überschüssige, nicht resorbierte Wasser verflüssigt nun den Stuhl und wird zusammen mit ihm ausgeschieden.

Hält der Durchfall weniger als 14 Tage an, spricht man von akutem Durchfall, dauert er länger als vier bis sechs Wochen, liegt eine chronische Form vor. Oft wird Durchfall von weiteren Beschwerden wie (krampfartigen) Bauchschmerzen, Übelkeit und Erbrechen, mitunter auch von Fieber begleitet. Auch wenn vor allem starker, länger andauernder Durchfall durchaus Gefahren in sich birgt (siehe unten), so ist er aus Sicht der Naturheilkunde zunächst nichts anderes als ein wichtiger Selbstheilungsversuch des Körpers. Durch rasche Austreibung der krankmachenden Substanzen möchte er sich vor einer Ausbreitung der Infektion schützen. Sind Viren die Auslöser, bewirkt das körpereigene Schutzprogramm meist eine rasche Besserung, die Beschwerden klingen nach ein bis drei Tagen von allein ab. Bakterielle Infektionen sind meist langwieriger: Einige Bakterienstämme, zum Beispiel Salmonellen, können einen heftigen, behandlungsbedürftigen Verlauf hervorrufen. Gleiches gilt für akuten Durchfall, der nicht durch den Erreger selbst, sondern durch die von ihnen produzierten Giftstoffe (Toxine) ausgelöst wird (Lebensmittelvergiftung). Die Gefahr für schwere infektiöse Durchfallerkrankungen wie Cholera oder Shigellose (siehe Seite 118, 121) ist im gemäßigten Klima Mitteleuropas dagegen gering.

Weitere häufige Ursachen für akuten Durchfall sind:

> Übermäßiger Genuss von bestimmten Nahrungsmitteln und Getränken, wie Obst, vor allem unreifes, saures Obst, extrem

## GIFTSTOFFE SIND SCHULD

Lebensmittelvergiftungen entstehen durch giftige Stoffe, die Bakterien absondern. Setzen Erbrechen und Durchfall bereits ein bis sechs Stunden nach der Mahlzeit ein, sind oft Giftstoffe des Bakteriums Staphylococcus aureus die Ursache.

stark gezuckerte Speisen, Süßstoffe, koffeinhaltige Colageträn-
ke, unverdünnte Fruchtsäfte, Alkohol

> Psychische Belastungen oder starke nervliche Anspannung,
  zum Beispiel Prüfungsstress oder Bewerbungsgespräche

> Antibiotika können nicht zwischen »Feind« (bakterielle Krank-
  heitserreger) und »Freund« (natürliche Darmbakterien) unterscheiden und bringen deshalb oft die natürliche Darmflora aus
  dem Gleichgewicht (siehe Seite 13). Der Darm reagiert mit
  Durchfall, der meist erst nach Absetzen des Medikaments wieder verschwindet. Einen ähnlichen Effekt können auch Abführmittel (siehe Seite 89) haben.

Wenn Durchfälle anhaltend beziehungsweise immer wieder auftreten, müssen die Ursachen ärztlich abgeklärt werden. Bei chronisch-entzündlichen Darmerkrankungen (Colitis ulcerosa, Crohn-
Krankheit, siehe Seite 97, 99) gehört wiederkehrender Durchfall
zu den Hauptsymptomen, ebenso bei einer chronischen Entzündung der Bauchspeicheldrüse (siehe Seite 114), bei hormonpro-
duzierenden Tumoren im Verdauungstrakt (zum Beispiel Gastrinom, siehe Seite 119), mitunter auch bei entzündeten Schleim-
hautausstülpungen im Dickdarm (siehe Divertikulitis, Seite 116).
Störungen der Schilddrüse oder der Nebennierenrinde können
ebenfalls chronischen Durchfall hervorrufen. Immer häufiger
sind Nahrungsmittelallergien (siehe Seite 107) oder Erkrankungen, bei denen der Körper Nahrungsbestandteile nicht richtig
verwerten kann, die Ursache für Durchfall. Diese zu ermitteln, ist
jedoch oft schwierig und erfordert spezielle Testverfahren durch
einen Arzt. Gibt es keine organische Ursache, lautet die Diagnose
oft Reizdarm (siehe Seite 109).

### Wann zum Arzt?

Wenn der Durchfall länger als drei Tage dauert, sollten Sie einen
Arzt aufsuchen. Leiden Sie unter einer ausgeprägten Schwäche
oder unter Schwindel, ist der Durchfall blutig oder eitrig, besteht
hohes Fieber (über 39 °C) und/oder sind Sie gerade von einer
Fernreise zurückgekehrt, sollten Sie sich möglichst noch am Tag
des Durchfallbeginns ärztlich untersuchen lassen.

**VORSICHT NACH
FERNREISEN**
Wenn der Durchfall unmit-
telbar nach einer Fernreise
auftritt, könnten auch
schwere Infektionskrank-
heiten wie Typhus, Bak-
terienruhr oder Cholera
die Ursache sein.

## Selbstbehandlung mithilfe der Naturheilkunde

### Soforthilfe bei Akutbeschwerden

> Wer Durchfall hat, muss viel, viel trinken, um den Verlust an Wasser und Mineralien auszugleichen. Folgende Rezeptur ist an die von der Weltgesundheitsorganisation (WHO) empfohlene Trinklösung zum Ausgleich des Wasser- und Salzhaushalts angelehnt: Mischen Sie je einen halben Liter Orangensaft und kohlensäurearmes Mineralwasser und geben Sie acht nicht gehäufte Teelöffel Zucker sowie einen knappen, nicht gehäuften Teelöffel Salz dazu. Trinken Sie die Lösung langsam in kleinen Schlucken. Die Trinkmenge sollte innerhalb von 24 Stunden etwa 40 Milliliter pro Kilo Körpergewicht betragen. Wenn Sie zum Beispiel 75 Kilo wiegen, müssten Sie pro Tag drei Liter der Lösung trinken. Sie können auch auf Elektrolytlösungen aus der Apotheke zurückgreifen (Packungsanleitung beachten).

> Bei mäßigem Durchfall reichen zum Ausgleich des Flüssigkeitsverlustes dünner Kamillen- oder Pfefferminztee aus. Hierfür einen Teelöffel Kamillenblüten oder Pfefferminzkraut mit 150 Milliliter kochendem Wasser überbrühen und mindestens fünf Minuten lang ziehen lassen. Trinken Sie mehrere Tassen Tee über den Tag verteilt langsam in kleinen Schlucken.

> Blutwurz enthält ebenfalls viele Gerbstoffe. Blutwurztinktur ist als standardisiertes Präparat (zum Beispiel als Tropfen) in der Apotheke erhältlich und wird bei akutem Durchfall bis zu viermal täglich (jeweils 20 Tropfen) eingenommen.

> Mit Schale geriebene Äpfel enthalten viel Pektin, das Wasser bindet und deshalb bei Durchfall hilft. Wichtig ist, dass Sie den geriebenen Apfel ungefähr 15 Minuten lang liegen lassen, bis das Fruchtfleisch an der Luft leicht braun geworden ist. Erst dann ist das Apfelpektin voll wirksam. Verzehren Sie die Apfelmasse löffelweise über den Tag verteilt – jedoch mindestens drei Äpfel.

> Anstelle des Apfels können Sie auch eine Banane pürieren oder mit der Gabel zerdrücken. Auch Bananen enthalten viel Pektin.

> Getrocknete Heidelbeeren zeichnen sich durch einen hohen Gerbstoffgehalt aus und sind deshalb als wirksames Mittel

### MINERALIEN ZUFÜHREN

Standardisierte Elektrolytlösungen gleichen den durch Durchfall hervorgerufenen Mineralstoffverlust aus, sie haben jedoch keinen therapeutischen Einfluss auf die Erkrankung selbst.

gegen Durchfall bewährt. Kochen Sie zwei Esslöffel getrocknete und leicht zerquetschte Heidelbeeren zehn Minuten lang in etwa 150 Milliliter Wasser und seihen Sie den Aufguss dann ab. Trinken Sie mehrmals täglich eine Tasse warmen Heidelbeertee in kleinen Schlucken, bis die Beschwerden abgeklungen sind. Alternativ können Sie für den Tee auch zwei Teelöffel zerkleinerte Heidelbeerblätter (für 150 Milliliter Wasser) verwenden.

### Bewährte Hausmittel

> Wenn Ihnen Wärme angenehm ist: Legen Sie sich mit einer Wärmflasche auf dem Bauch oder mit einem feuchtwarmen Bauchwickel (siehe Seite 38) ins Bett.

### Homöopathische Behandlung

> Colchicum D6, 3-mal täglich 5 Globuli, bei wässrigem, gelblichem, schleimigem Durchfall und krampfartigen Bauchschmerzen und wenn Ihnen schlecht wird bei Essensgerüchen

> Nux vomica D6, 3-mal täglich 5 Globuli, bei Brechdurchfall, weil Sie zu viel durcheinander gegessen haben oder zu viel Alkohol, Nikotin oder Kaffee zu sich genommen haben

> Okoubaka D3, 4- bis 5-mal täglich 5 Globuli im Akutstadium, ab dem zweiten oder dritten Tag 3-mal täglich 5 Globuli, bis die Symptome abgeklungen sind, bei akutem Durchfall auf Reisen, nach verdorbenen Speisen oder nach Antibiotika

> Veratrum album D6, 3-mal täglich 5 Globuli, bei besonders wässrigen Durchfällen, die mit Kreislaufschwäche und kaltem Schweiß einhergehen, sowie bei krampfartigen Bauchschmerzen

### Ernährungsempfehlungen

> Bei stärkeren Durchfallerkrankungen ist es sinnvoll, einige Stunden oder auch den ganzen Tag gar nichts zu essen. Es ist aber auch nichts dagegen einzuwenden, wenn Sie zusätzlich zu einem Kräutertee (siehe oben) etwas Zwieback oder Salzstangen essen; Letztere sind leicht verdaulich und helfen wegen des Salzes.

> Verspüren Sie (wieder) Appetit, bieten sich zum vorsichtigen Kostaufbau Schleim- oder leichte Gemüsesuppen wie Hafer-

schleim, Reisschleim oder eine Mohrrüben-Kartoffel-Suppe (alle Rezepte siehe Seite 43) an, damit die angegriffene Darmschleimhaut nicht zusätzlich belastet wird.

Diese Nahrungsmittel und Getränke sollten Sie meiden:

> Fettreiche, schwer verdauliche Nahrungsmittel, scharfe Speisen
> Milchprodukte, auch Sauermilchprodukte wie Joghurt
> Getränke, die Süßstoff enthalten (zum Beispiel »Cola light«)
> Alkohol, Nikotin, Kaffee

**Das können Sie noch tun**

> Solange der Durchfall anhält, schonen Sie sich und gönnen Sie sich, wenn möglich, Bettruhe.
> Zur Stärkung der Darmflora empfehlen sich die Einnahme von Pro- und Präbiotika (siehe Seite 41) sowie eine mikrobiologische Therapie (siehe Seite 41).

**TIPP**

Sind Ihre Beschwerden vollständig abgeklungen, können Sie die Regeneration der Darmschleimhäute auch mit einer Basensuppe (siehe Seite 45) positiv unterstützen.

## Erbrechen

Erbrechen ist ein wichtiger Schutzreflex des Körpers, um sich vor schädigenden Substanzen oder Krankheitserregern zu schützen, die in den Magen gelangt sind und die er nun so rasch wie möglich wieder loswerden möchte. Dementsprechend ist Erbrechen ein häufiges Symptom von Magen-Darm-Infekten, Nahrungsmittelunverträglichkeiten oder Vergiftungen. Ebenso werden eine akute Magenschleimhautentzündung (siehe Seite 103), ein Magen- oder Zwölffingerdarmgeschwür (siehe Seite 102), eine Blinddarmentzündung (siehe Seite 115) und viele andere Erkrankungen des Verdauungssystems von Erbrechen begleitet. Hinzu kommen zahlreiche Ursachen außerhalb des Magen-Darm-Trakts wie Stoffwechselentgleisungen, etwa bei schweren Nierenerkrankungen und Diabetes mellitus, Erkrankungen des Gehirns (zum Beispiel Hirnhautentzündung) oder des Gleichgewichtssinns (zum Beispiel Menière-Krankheit, siehe Seite 120, Reiseübelkeit, siehe Seite 81). Zudem ist Erbrechen eine häufige Nebenwirkung von bestimmten Arzneimitteln (etwa Antibiotika, Zytostatika, siehe Seite 121). Erbrechen beginnt aber nicht im Magen, sondern im Hirnstamm, einem Bereich des Gehirns, in dem sich das Brechzentrum befindet. Wird es zum Beispiel durch eine Reizung der Magenschleimhaut aktiviert, setzt es verschiedene Mechanismen in Gang, die zur Entleerung des Magens führen: Der obere und untere Schließmuskel der Speiseröhre öffnen sich, Bauch- und Zwerchfellmuskulatur ziehen sich krampfartig zusammen und der Mageninhalt wird kraftvoll nach oben über Speiseröhre und Mund hinausbefördert. Meist gehen dem Erbrechen Übelkeit und ein verstärkter Speichelfluss voraus.

### Wann zum Arzt?

Halten die Beschwerden länger als zwei Tage an und/oder fühlen Sie sich sehr geschwächt, sollten Sie einen Arzt aufsuchen. Blut im Erbrochenen, hohes Fieber und andere besorgniserregende Symptome (zum Beispiel starke Kopfschmerzen, Bewusstseinsstörungen) gehören dagegen umgehend ärztlich behandelt.

### Selbstbehandlung mithilfe der Naturheilkunde

**Soforthilfe bei Akutbeschwerden**
> Wie bei Durchfall, so ist es auch bei Erbrechen oberstes Gebot, den Flüssigkeits- und Mineralienverlust durch Zufuhr von

---

## ARZTBESUCH ODER SELBSTBEHANDLUNG?

Können Sie eine oder mehrere der folgenden Fragen mit Ja beantworten, dann sollten Sie auf eine Selbstbehandlung verzichten.

> Erbrechen Sie bereits seit einigen Tagen häufiger und heftig?
> Besteht ein zeitlicher Zusammenhang zwischen starkem Erbrechen und dem Verzehr von Speisen?
> Ging dem Erbrechen ein bestimmtes Ereignis voraus (etwa ein Sturz auf den Kopf)?
> Leiden andere Familienmitglieder unter den gleichen Symptomen?
> Ist das Erbrochene gelb oder grün, rotblutig, braun-schwarz wie Kaffeesatz, schaumig?
> Bestehen zusätzliche Krankheitszeichen wie Bauchschmerzen, Kopfschmerzen, Fieber, Schwindel, Müdigkeit, Durchfall?
> Ging den Beschwerden ein Aufenthalt im Ausland voraus?

außen wieder auszugleichen. Hierfür kommt die gleiche Trink-lösung infrage wie bei Durchfall (siehe Seite 69) oder auch fer-tig zubereitete Elektrolytlösungen aus der Apotheke.

> Tees mit Kamille oder Pfefferminze mildern den Brechreiz. Überbrühen Sie einen Teelöffel Kamillenblüten oder Pfeffer-minzkraut mit 150 Milliliter kochendem Wasser und lassen Sie den Sud fünf Minuten lang ziehen. Trinken Sie mehrere Tassen warmen Tee über den Tag verteilt langsam in kleinen Schlucken.

> Heilpflanzen, die Bitterstoffe enthalten, haben sich ebenfalls bei Erbrechen bewährt. Mischen Sie für einen Tee zum Beispiel einen nicht gehäuften Teelöffel Tausendgüldenkraut mit einem gehäuften Teelöffel Melissenblätter oder Fenchelsamen (mit 150 Milliliter kochend heißem Wasser aufgießen, zehn Minu-ten ziehen lassen). Anstelle des Tausendgüldenkrauts bieten sich auch Enzianwurzel oder Wermutkraut an; deren bitterer Geschmack ist allerdings stärker ausgeprägt.

> Das Kauen eines Stücks Ingwer- oder Kalmuswurzel wirkt be-ruhigend auf den Magen und hilft bei Übelkeit. Auch ein Ing-wertee bringt Linderung: Reiben Sie etwa einen Zentimeter einer frischen, geschälten Ingwerwurzel und übergießen Sie das Ganze mit einem Liter kochendem Wasser. Gießen Sie den Sud nach zehn Minuten durch ein Teesieb ab und trinken Sie den Ingwertee schluckweise über den Tag verteilt.

**Bewährte Hausmittel**
Siehe Durchfall, Seite 70

**Homöopathische Behandlung**
> Arsenicum album D12, im Akutzustand 4- bis 5-mal 5 Globuli, danach zweimal täglich 5 Globuli, wenn das Erbrechen auf ver-dorbenes Essen zurückzuführen ist und brennende Schmerzen im Magen auftreten

> Colchicum D12, zunächst täglich 4-mal 5 Globuli, am dritten Tag 2-mal 5 Globuli, bis keine Beschwerden mehr bestehen, wenn der Gedanke an fettes Fleisch oder fetten Fisch Ekel aus-löst und die Übelkeit wellenartig ist

**WICHTIG**
Bei heftigem Erbrechen besteht die Gefahr für ernsthafte Kreislaufprob-leme. Die Folge können zum Beispiel niedriger Blutdruck, Schwindel, schwere Herzrhythmus-störungen oder ein Kreis-laufkollaps sein.

> Ipecacuanha D6, am ersten und zweiten Tag 4- bis 5-mal 5 Globuli, danach 3-mal täglich 5 Globuli, bis die Symptome vollständig abgeklungen sind, bei anhaltender Übelkeit und Erbrechen, wobei Erbrechen nicht erleichtert
> Nux vomica D6, 3-mal täglich 5 Globuli, bei Brechdurchfall, weil Sie zu reichlich, zu viel durcheinander oder zu schwer gegessen haben oder zu viel Alkohol, Nikotin, Kaffee oder Drogen zu sich genommen haben
> Pulsatilla D6, am ersten und zweiten Tag alle ein bis zwei Stunden, dann 3-mal täglich 5 Globuli, nach zu fettem Essen mit Aufstoßen von altem Fett
> Veratrum album D6, am ersten und zweiten Tag alle ein bis zwei Stunden, dann 3-mal täglich 5 Globuli, bei Erbrechen mit wässrigen Durchfällen nach verdorbenem Essen

**Ernährungsempfehlungen**
Siehe Durchfall, Seite 70
Diese Nahrungsmittel und Getränke sollten Sie meiden:
Siehe Durchfall, Seite 71

**Das können Sie noch tun**
Siehe Durchfall, Seite 71

## Magenschmerzen

Fettes, reichhaltiges Essen, aber auch Stress, nervliche Anspannung und seelische Konflikte schlagen manchen Menschen auf den Magen: Sie verspüren einen drückenden, brennenden oder bohrenden Schmerz in der Magengegend, der meist wieder verschwindet, wenn der Auslöser »verdaut« wurde. Magenschmerzen sind aber auch das Hauptsymptom von behandlungsbedürftigen Erkrankungen, wie einer akuten Magenschleimhautentzündung (siehe Seite 103), einem Magen- oder Zwölffingerdarmgeschwür (siehe Seite 102), einer akuten Entzündung der Bauchspeicheldrüse (siehe Seite 114) oder der Gallenblase (siehe Seite 116). Ebenso können ein Magen-Darm-Infekt (siehe Seite 101), eine Nahrungsmittelunverträglichkeit (siehe Seite 107) oder ein Reizmagen (siehe Seite 112) Ursache sein. Oft bestehen weitere Symptome wie Aufstoßen, Blähungen, Übelkeit, Erbrechen oder Sodbrennen (siehe Seite 57, 62, 71, 83).

## Wann zum Arzt?

Leiden Sie immer wieder unter Magenschmerzen, sollten Sie die Ursache ärztlich abklären lassen. Gleiches gilt, wenn akute Magenschmerzen trotz Selbsthilfemaßnahmen anhalten und/oder weitere Beschwerden hinzukommen.

## Selbstbehandlung mithilfe der Naturheilkunde

### Soforthilfe bei Akutbeschwerden

> Zwingen Sie Ihrem Magen nichts auf, wenn Sie keinen Appetit oder gar eine Abneigung gegen bestimmte Nahrungsmittel haben. Ziehen Sie stattdessen leichte Kost (siehe Seite 78) vor.
> Kaffee reizt die Magenschleimhaut und sollte deshalb bei Magenschmerzen grundsätzlich tabu sein. Wenn Sie auf Ihren morgendlichen Kaffeegenuss nicht verzichten möchten: Ersetzen Sie Bohnenkaffee durch einen Magenschonkaffee. Besser ist es, den Tag mit einem magenfreundlichen Kräutertee zu beginnen. Mischen Sie 20 Gramm Pfefferminzblätter mit 10 Gramm Kamillenblüten. Nehmen Sie einen Esslöffel davon und gießen Sie die Kräutermischung mit 150 Milliliter kochend heißem Wasser auf. Seihen Sie das Ganze nach zehn Minuten ab.
> Melissenblättertee wirkt beruhigend und ist vor allem eine Option, wenn Magenschmerzen in Verbindung mit Stress oder nervöser Erregbarkeit auftreten. Trinken Sie täglich zwei bis drei Tassen frisch aufgebrühten Melissentee (einen Teelöffel Melissenblätter mit 150 Milliliter kochendem Wasser aufgießen). Alternativ können Sie auch auf standardisierten Frischpflanzenpresssaft aus Melisse (Reformhaus) zurückgreifen.
> Bei Magenbeschwerden, die mit mangelnder Verdauungsleistung aufgrund einer geringen Säureproduktion einhergehen, sind bitterstoffhaltige Tees sinnvoll. Empfehlenswert sind Enzian, Wermut, Tausendgüldenkraut, Kalmus oder Schafgarbe.

**ACHTUNG**
Bei Magen- und Zwölffingerdarmgeschwüren dürfen bitterhaltige Teezubereitungen sowie Pomeranzenschalen oder -blüten nicht eingenommen werden, weil sie die Säureproduktion des Magens anregen.

Ist der Tee zu bitter, mischen Sie das Bitterkraut mit Pfefferminze und Pomeranzenschalen (jeweils zu gleichen Teilen).

> Teezubereitungen aus Anis-, Fenchel- und Kümmelfrüchten (Rezept siehe Seite 34) haben sich besonders bei krampfartigen Magenschmerzen bewährt.

> Wermuttinktur hilft bei akuten Magenbeschwerden: Geben Sie 20 bis 30 Tropfen Wermuttinktur (aus der Apotheke) in ein Glas lauwarmes Wasser, das Sie dann schluckweise austrinken.

> Ist eine Übersäuerung des Magens für die Beschwerden verantwortlich, kann verdünntes Natron helfen: Natron wirkt leicht alkalisch und vermag deshalb Säuren zu neutralisieren. Lösen Sie einen Teelöffel Natronpulver (zum Beispiel KaiserNatron®, Bullrich Salz®) oder eine Natrontablette in einem Glas stillem Wasser auf und trinken Sie das Glas schluckweise aus. Alternativ können Sie auf Heilerde (nach Packungsvorschrift dosieren) oder auf Basenpulver (zum Beispiel Alkala®) zurückgreifen, das Sie in einem Glas lauwarmem Wasser auflösen.

**GALLENBLASEN-ENTZÜNDUNG?**
Sind die Schmerzen im rechten Oberbauch lokalisiert und treten sie oft nach einer fettreichen Mahlzeit auf, könnte auch eine Gallenblasenentzündung die Ursache für »Magenschmerzen« sein.

### Bewährte Hausmittel

> Wärme beruhigt und wirkt krampflösend. Gehen Sie vor wie bei Blähungen beschrieben (siehe Seite 64).

> Massieren Sie Ihren Bauch leicht mit der flachen Hand im Uhrzeigersinn kreisförmig um den Bauchnabel herum.

> Leinsamenkur: Rühren Sie einen Esslöffel (etwa 10 Gramm) ungeschroteten Leinsamen in 200 Milliliter kaltes Wasser (ergibt ein Glas) ein und lassen Sie das Ganze 20 bis 30 Minuten quellen. Dann kochen Sie alles kurz auf und lassen es unter gelegentlichem Rühren abkühlen. Anschließend seihen Sie die Flüssigkeit ab. Empfohlen wird, fünf bis sieben Tage lang täglich ein bis drei Gläser schluckweise, am besten kurz vor einer Mahlzeit, zu trinken. Steigern Sie in dieser Zeit deutlich Ihre tägliche Flüssigkeitszufuhr auf mehr als zwei bis drei Liter!

> Saftkur mit Weißkohl: Frisch gepresster Weißkohlsaft soll die Magenschleimhaut kräftigen und wird von Heilpraktikern oft als Begleittherapie zur Linderung eines Magen- oder Zwölffingerdarmgeschwürs empfohlen. Aber auch bei funktionellen

Magenbeschwerden hat sich Weißkohlsaft bewährt. Um einen optimalen therapeutischen Effekt zu erzielen, ist eine kurmäßige Anwendung sinnvoll. Hierbei sollten Sie mindestens drei Wochen lang pro Tag einen Liter frischen Weißkohlsaft trinken, das erste Glas am besten morgens vor dem Frühstück. Stellen Sie den Weißkohlsaft selbst her (frische Kohlblätter im Entsafter pressen), sollten Sie zusätzlich einen Esslöffel frisch gemahlenen Kümmel dazugeben, um Blähungen vorzubeugen. Im Reformhaus gibt es standardisierte Presssäfte aus frischem unvergorenem Weißkohl. Neigen Sie zu Blähungen, trinken Sie über den Tag einige Tassen Kümmeltee.

> Kamillenteekur: Führen Sie mindestens vier Wochen lang eine Teekur mit Kamille durch, bei der Sie zweimal täglich eine Tasse Tee trinken. Alternativ hat sich auch Schafgarbe bewährt.

> Kartoffelsaftkur: Kartoffeln sind basisch und puffern die Magensäure. Trinken Sie eine Woche lang jeweils morgens nach dem Aufstehen und abends vor dem Zubettgehen circa 100 Milliliter frisch gepressten, mit Wasser verdünnten Saft einer mittelgroßen rohen Kartoffel. Wer keinen Entsafter hat, kann auf standardisierten Kartoffelsaft aus dem Reformhaus zurückgreifen.

> Rollkur mit Kamillenblütenextrakt: Planen Sie 14 Tage ein, an denen Sie jeweils morgens vor dem Frühstück im Bett die Rollkur durchführen können. Lösen Sie 20 Tropfen Kamillenblütentinktur in einem Glas warmem Wasser auf. Trinken Sie zunächst ein Viertel davon. Legen Sie sich nun für fünf Minuten auf den Rücken. Trinken Sie das nächste Viertel und rollen Sie sich auf die rechte Körperseite. Wiederholen Sie die gleiche Prozedur noch je einmal in der Bauch- und linken Seitenlage. Gönnen Sie sich anschließend, wenn möglich, noch etwas Zeit im Bett!

> Teekur mit bitterstoffhaltigen Kräutern: Mischen Sie jeweils 10 Gramm von Wermut, Tausendgüldenkraut und Pfefferminze. Überbrühen Sie einen Teelöffel dieser Mischung mit 150 Milliliter kochend heißem Wasser und lassen Sie den Teeaufguss mindestens fünf Minuten ziehen. Die Kur wirkt am besten, wenn Sie vier Wochen lang täglich drei Tassen jeweils kurz vor den Mahlzeiten trinken.

## ACHTUNG

Müssen Sie Blutverdünnungsmittel einnehmen, sollten Sie vor einer Anwendung mit Kamille Ihren Arzt befragen. Kamille kann die Wirkung dieser Mittel verstärken.

Folgende Tabelle soll Ihnen als Orientierungshilfe dienen, um im Allgemeinen gut verträglliche von häufig eher schlecht verträglichen Nahrungsmitteln unterscheiden zu können. Letztlich kommt es aber darauf an, was Ihnen persönlich gut bekommt und schmeckt. Im Zweifelsfall ist nicht der objektive Gesundheitswert eines Lebensmittels für die Zusammenstellung Ihres täglichen Speiseplans maßgeblich, sondern dessen individuelle Verträglichkeit! Deshalb kann es sein, dass die in dieser Tabelle aufgeführten Empfehlungen, die speziell auf einen gereizten beziehungsweise erkrankten Magen abgestimmt sind, von denen der Vollwertkost (siehe Seite 48) abweichen.

### Brot, Backwaren, Getreide, Reis, Nudeln

| | |
|---|---|
| **Gut verträglich** | Vollkornbrot aus fein gemahlenem Korn, Knäckebrot, zarte Vollkornflocken aus Hafer, Weizenvollkornmehl, Zwieback, Reiswaffeln, Hirse, Vollkornnudeln, Naturreis, Weißbrot (zum Beispiel Toast, Semmeln), wenn fein gemahlene Vollkornbrote nicht gut vertragen werden |
| **Eingeschränkt verträglich** | Vollkorngebäck, Hartweizennudeln, Eiernudeln, geschälter Reis |
| **Eher schlecht verträglich** | grobschrotiges Vollkornbrot, Frischkornmüsli, frisches Brot, fettreiche, süße Backwaren |

### Milch, Milchprodukte

| | |
|---|---|
| **Gut verträglich** | Frische Milch- und Sauermilchprodukte, Buttermilch, Kefir, Joghurt, Quark, milde Weich-, Schnitt- und Frischkäse bis 45 Prozent Fett, saure Sahne beziehungsweise Sauerrahm |
| **Eingeschränkt verträglich** | Rohe Milch, Obstjoghurt als Fertigprodukt |
| **Eher schlecht verträglich** | Scharfe, überreife und/oder fettreiche Käsesorten (zum Beispiel Gorgonzola, Räucherkäse), geschlagene süße Sahne |

### Eier

| | |
|---|---|
| **Gut verträglich** | Weich gekochte Eier, Rührei (eventuell im Wasserbad leicht gestockt) |
| **Eingeschränkt verträglich** | Hart gekochte Eier |
| **Eher schlecht verträglich** | Spiegeleier, Omelette, Eiersalat |

### Obst, Gemüse und Salate

| | |
|---|---|
| **Gut verträglich** | Frisches säurearmes Obst (wie Aprikose, Birne, Pfirsich, Banane), frisches bekömmliches Gemüse (etwa Mohrrüben, junger Kohlrabi, Artischocken, Spargel, Sellerie, Fenchel, Mangold, Zucchini, Auberginen, Kürbis), alle Blattsalate, Tomaten-, Mohrrüben-, Selleriesalat (ohne Zwiebeln) |

| | |
|---|---|
| **Eingeschränkt verträglich** | Trockenobst, Nüsse |
| **Eher schlecht verträglich** | Unreifes beziehungsweise stark säurehaltiges Obst (wie Zitrone, Grapefruit, Sauerkirschen, Johannisbeeren, Kiwi, Ananas, Weintrauben), Pflaumen, Kirschen, gezuckerte Obstkonserven, schwer bekömmliche Gemüsesorten (zum Beispiel Kohl, Wirsing, Brokkoli, Pilze, Hülsenfrüchte, Lauch, Zwiebeln, Paprika), frischer Sauerkrautsaft; Gurken-, Bohnen-, Linsensalat, Tomatensalat mit Zwiebeln |

### Kartoffeln

| | |
|---|---|
| **Gut verträglich** | Gedünstete Kartoffeln, Pellkartoffeln, mild gewürzte Kartoffelsuppe, Kartoffelpüree, Kartoffelsaft |
| **Eingeschränkt verträglich** | Kartoffelklöße, Kartoffelsalat mit Essig-Öl-Sauce ohne Zwiebeln |
| **Eher schlecht verträglich** | Kartoffelpuffer, Kroketten, Pommes frites, Bratkartoffeln, Kartoffelchips, Kartoffelsalat mit Mayonnaise und/oder Zwiebeln |

### Fleisch, Fisch

| | |
|---|---|
| **Gut verträglich** | Fettarmer Fisch (zum Beispiel Forelle, Seezunge, Dorsch, Rotbarsch), mageres Rind-, Geflügel- und Kalbfleisch |
| **Eingeschränkt verträglich** | Schalen- und Krustentiere, Schweinefilet, Rindergehacktes |
| **Eher schlecht verträglich** | Fettreiches Schweinefleisch, Schweinehackfleisch, Gänsebraten, fetter Fisch (zum Beispiel Aal, Karpfen, Makrele, Hering, Sardinen, Sardellen), geräucherte und/oder gepökelte Fisch- und Fleischwaren, Fisch- und Fleischkonserven |

### Öle und Fette

| | |
|---|---|
| **Gut verträglich** | Kaltgepresstes Olivenöl, Pflanzenöle mit mehrfach ungesättigten Fettsäuren (zum Beispiel Sonnenblumen-, Mais-, Leinsamen-, Rapsöl), ungehärtete Margarine |
| **Eingeschränkt verträglich** | Butter |
| **Eher schlecht verträglich** | Gehärtete Margarine, Brat- und Backfette mit gehärteten Fetten, gehärtetes Kokosfett, raffinierte Fette, Butterschmalz, Schweine- und Gänseschmalz |

### Süße Brotaufstriche

| | |
|---|---|
| **Gut verträglich** | Apfel- und Birnenkraut |
| **Eingeschränkt verträglich** | Pflaumenmus, Honig, Marmelade |
| **Eher schlecht verträglich** | Nussnougatcreme |

### Homöopathische Behandlung
> Anacardium D12, 2-mal täglich 5 Globuli, bei krampfartigen Magenschmerzen, die sich durch Essen bessern
> Colocynthis D6, 2-mal täglich 5 Globuli, bei kolikartigen Magenschmerzen, die zum Zusammenkrümmen zwingen und die nach dem Essen auftreten oder die sich durch Essen oder Ärger verschlimmern
> Ignatia D6, 3-mal täglich 5 Globuli, wenn Kummer und Ärger auf den Magen geschlagen haben, aber sich oftmals durch Essen die Beschwerden bessern
> Nux vomica D6, 3-mal täglich 5 Globuli, bei einer gehetzten Lebensweise und drückenden Magenschmerzen, die ein bis zwei Stunden nach dem Essen einsetzen oder Folge von Alkohol, Nikotin, Kaffee oder Medikamenten sind

### Ernährungsempfehlungen
> Essen Sie fünf bis sechs kleinere Portionen am Tag anstelle von drei großen Mahlzeiten.
> Orientieren Sie sich bei der Auswahl der für Ihre Ernährung geeigneten Nahrungsmittel an der Tabelle auf Seite 78/79.

Diese Nahrungsmittel und Getränke sollten Sie meiden:
> Alle Lebensmittel, die Sie nicht vertragen oder auf die Sie keinen Appetit haben

## MIT SCHLEIFENBLUME DIE MAGENTÄTIGKEIT REGULIEREN

Eine Studie aus dem Jahr 2007 von einer Arbeitsgruppe des Universitätsklinikums Magdeburg bescheinigt einem standardisierten Pflanzenpräparat (Iberogast®), das als Leitsubstanz Auszüge der Bitteren Schleifenblume (Iberis amara) enthält, eine positive Wirkung auf Reizmagensymptome beziehungsweise auf Magenbeschwerden, die in Zusammenhang mit Störungen der Magentätigkeit auftreten. Neben der Regulierung der Magenbewegung werden der Arznei krampflösende, beruhigende, entblähende und magenschleimhautschützende Eigenschaften zugeschrieben. Das Präparat ist als Tinktur in Apotheken erhältlich (20 Tropfen in etwas Wasser). Bei einer Allergie gegen Kreuzblütler bitte nicht einnehmen.

> Fettreiche Nahrungsmittel beziehungsweise fettreich zubereitete Speisen (siehe Tabelle, Seite 79)
> Scharf gewürzte Speisen (zum Beispiel mit Pfeffer, scharfem Curry, Chili, scharfem Senf)
> Blähende Speisen (siehe Blähungen, Seite 66)
> Kaffee, Cola, stark säurehaltige Fruchtsaftgetränke und Fruchtnektare, alkoholische Getränke, (stark) kohlensäurehaltige Mineralwässer
> Süßigkeiten, vor allem Schokolade und fettreiches Gebäck

**Das können Sie noch tun**
> Spielt Stress als Auslöser Ihrer Magenbeschwerden eine Rolle, sollten Sie eine Entspannungstechnik erlernen, zum Beispiel Autogenes Training oder Muskelrelaxation nach Jacobson.
> Wenn ein Magen- oder Zwölffingerdarmgeschwür die Ursache Ihrer Magenschmerzen ist, sollten Sie keine Entlastungs- oder Fastentage einlegen, auch wenn Sie keinen Appetit verspüren und am liebsten gar nichts essen würden. Einige Scheiben Zwieback, eine Banane, einige Löffel Gemüsebrühe oder eine Suppe aus Haferschleim (siehe Seite 43) sollten Sie auf jeden Fall verzehren, damit Ihr Magen etwas zu tun bekommt!

# Reiseübelkeit

Es beginnt mit einem »flauen Gefühl« im Magen und endet nicht selten in Erbrechen – für Menschen, die zu Reiseübelkeit neigen, sind Reisen mit Auto, Flugzeug oder Schiff oft eine Tortur. Reiseübelkeit ist meist die Folge, wenn Gleichgewichtssinn und räumliche Wahrnehmung nicht übereinstimmen. Das heißt, die über den Gleichgewichtssinn im Innenohr wahrgenommenen Bewegungen während des Fahrens oder Fliegens stehen in Konflikt mit den Eindrücken, die andere Sinnesorgane, wie zum Beispiel die Augen, vermitteln: Die Augen registrieren Bewegung (Fahrt oder Flug), die übrigen Körperregionen jedoch Stillstand (Sitzen). Auf diese »Verwirrung« reagiert das Gehirn mit einer vermehrten Ausschüttung von Botenstoffen, die wiederum das Brechzentrum aktivieren – Übelkeit und Brechreiz entstehen.

**KEINE ÜBELKEIT ALS AUTOLENKER**
Wer selbst fährt, ist in der Regel weniger von Reiseübelkeit betroffen: Man blickt konzentriert auf die Außenumgebung, dadurch übermitteln die Augen und das Gleichgewichtsorgan im Innenohr dieselbe Information an das Gehirn, es kommt zu keinem Konflikt.

## Wann zum Arzt?

Reiseübelkeit ist zwar unangenehm, doch liegt ihr in den meisten Fällen keine krankhafte Ursache zugrunde; ein Arztbesuch ist deshalb nicht erforderlich.

## Selbstbehandlung mithilfe der Naturheilkunde

### Soforthilfe bei Akutbeschwerden

> Kauen Sie während der Fahrt getrocknete Ingwerwurzelstücke. Schneiden Sie hierfür einige Tage vor Reiseantritt dünne Scheiben (mindestens 0,5 Gramm, aber nicht mehr als 4 Gramm) von einer frischen Ingwerwurzel ab und lassen Sie sie an einem luftigen Platz trocknen. Wem die Wurzel nicht schmeckt, kann auf Ingwerbonbons oder auf Extrakte der Ingwerwurzel als Fertigarznei (in Apotheken erhältlich) zurückgreifen.
> Lutschen Sie langsam ein Täfelchen Traubenzucker.
> Sind Sie mit dem Auto unterwegs, legen Sie bei beginnender Übelkeit möglichst rasch eine kurze Pause ein. Machen Sie in dieser Zeit kleine gymnastische Übungen an der frischen Luft. Wenn ein kurzer Zwischenstopp nicht möglich ist, öffnen Sie zumindest das Fenster, um frische Luft hineinzulassen.

### Bewährte Hausmittel

> Träufeln Sie vor der Reise ein paar Tropfen eines Aromaöls in ein Taschentuch und atmen Sie den Duft immer wieder während der Fahrt ein. Empfehlenswert sind die ätherischen Öle von Kamille, Melisse, Pfefferminze und Sandelholz.

### Homöopathische Behandlung

> Cocculus D6, kurz vor Reisebeginn im Abstand von 30 Minuten 3-mal drei Globuli
> Petroleum D12, 3- bis 5-mal täglich 5 Globuli, wenn Ihnen beim Fahren übel und schwindelig ist
> Tabacum D6, 3-mal im Abstand von 15 Minuten 5 Globuli, wenn Ihnen sterbensübel und schwindelig ist und Sie die Augen schließen müssen

**Ernährungsempfehlungen**

> Ein leerer Magen hat genauso ungünstige Auswirkungen wie ein überfüllter. Leichte, fettarme Kost vor Antritt der Reise ist ideal: Essen Sie einen Joghurt oder ein Brot mit magerer Wurst, gekochtem Schinken oder Käse.
> Planen Sie während der Fahrt leichte, eher trockene Snacks für zwischendurch ein. Ein Knäckebrot, eine Brezel, Kekse, Zwieback oder ein Butterbrot mit einem fettarmen Belag werden meist besser vertragen als Obst.
> Zur Vorbeugung von Reiseübelkeit sind stilles Mineralwasser, Früchte- oder Kräutertees gut verträgliche Durstlöscher.

Diese Nahrungsmittel und Getränke sollten Sie meiden:

> Fettreiche, schwer verdauliche, üppige Mahlzeiten vor und während der Fahrt
> Milch und Fruchtsäfte
> Kohlensäure-, koffein- und alkoholhaltige Getränke
> Nikotin

**Das können Sie noch tun**

> Wenn Sie mit dem Auto unterwegs sind: Planen Sie bei der Berechnung der Fahrtdauer Zeit für kleine Pausen ein, um sich für ein paar Minuten die Beine zu vertreten.
> Sitzen Sie im Auto oder Bus möglichst vorn, damit Sie die Straße beobachten können. Auf einem Schiff sollten Sie sich am besten an Deck im Mittelteil aufhalten, im Flugzeug einen Sitzplatz am Gang auf Höhe der Tragflächen reservieren lassen.
> Sitzen Sie in Bahn oder Bus immer in Fahrtrichtung nach vorn.
> Versuchen Sie Ihren Blick auf entfernte Fixpunkte zu richten – auf diese Weise schonen Sie das Gleichgewichtsorgan.
> Verzichten Sie während der Fahrt darauf zu lesen.

**SCHLAFEN HILFT**
Beim Schlafen ruht der Gleichgewichtssinn: Planen Sie Ihre Reise möglichst so, dass Sie während der Fahrt schlafen können.

## Sodbrennen

Unter Sodbrennen versteht man brennende Missempfindungen, die aus dem Oberbauch in Richtung Hals aufsteigen und einige Minuten bis hin zu einigen Stunden anhalten können. Auslöser ist meist eine üppige beziehungsweise fettreiche Mahlzeit: Durch die

84

**WICHTIG**
Tritt Sodbrennen öfter als einmal pro Woche auf, sollten Sie einen Arzt aufsuchen, um eine Refluxkrankheit (siehe Seite 108) ausschließen zu lassen.

aufgenommene Nahrung dehnt sich der Magen und bewirkt eine kurzzeitige Erschlaffung des Schließmuskels, der die Speiseröhre vom Magen abgrenzt, um das Aufstoßen verschluckter Luft zu erleichtern. So kann saurer Mageninhalt den Schließmuskel passieren und in die Speiseröhre gelangen. Dort reizt der Magensaft die säureempfindlichen Nervenzellen in der Speiseröhrenschleimhaut – es entsteht Sodbrennen. Ein Überangebot an Fetten oder Zucker, aber auch Alkohol und andere Genussmittel beeinträchtigen den Schließmechanismus zusätzlich, da sie die Spannung (Muskeltonus) des unteren Speiseröhrenmuskels senken. Zudem reagiert der Magen auf Fette, Zucker, Alkohol, Nikotin oder Koffein mit gesteigerter Magensäureproduktion. Steht mehr Magensäure zur Verfügung als benötigt wird, können säurebedingte Magenschmerzen und Sodbrennen die Folgen sein.

Manche Menschen neigen vor allem bei Stress und psychischer Belastung zu Sodbrennen. Ebenso können die Einnahme von bestimmten Medikamenten (etwa Präparate zur Senkung eines erhöhten Blutfettspiegels), aber auch Bücken oder generell das Heben schwerer Lasten Sodbrennen hervorrufen.

### Wann zum Arzt?

Sodbrennen, das höchstens einmal pro Woche auftritt, hat in der Regel keinen Krankheitswert und ist nicht besorgniserregend. Häufigere Attacken mit Sodbrennen sollten Sie aber ärztlich abklären lassen, insbesondere um eine behandlungsbedürftige Refluxkrankheit (siehe Seite 108) oder eine (refluxbedingte) Speiseröhrenentzündung auszuschließen. Ebenso kann Sodbrennen auf eine Magenschleimhautentzündung (siehe Seite 103), ein Magenoder ein Zwölffingerdarmgeschwür (siehe Seite 102) hinweisen.

### Selbstbehandlung mithilfe der Naturheilkunde

#### Soforthilfe bei Akutbeschwerden

> Verdünntes Natron (Natriumhydrogenkarbonat), Heilerde oder Basenpulver helfen, die Säure zu neutralisieren (siehe Seite 76).
> Trinken Sie ein Glas warme Milch – sie puffert auch die Säure.

> Eine Tasse Kamillen-, Fenchel- oder Kümmeltee lindert leichtes Sodbrennen. Pfefferminztee sollten Sie dagegen meiden.
> Sodbrennen als Folge einer fettreichen Mahlzeit kann gelindert werden, wenn Sie zwei bis drei Esslöffel rohes Sauerkraut unmittelbar nach dem Essen verzehren.

## Bewährte Hausmittel

> Kamillenteekur, siehe Seite 77 (Magenschmerzen)
> Leinsamenkur, siehe Seite 76 (Magenschmerzen)
> Kartoffelsaftkur, siehe Seite 77 (Magenschmerzen)
> Rollkur mit Kamillenblütenextrakt, siehe Seite 77 (Magenschmerzen)

## Homöopathische Behandlung

> Acidum sulfuricum D6, 3-mal täglich 5 Globuli, wenn Sodbrennen vornehmlich mit Stress und Hektik auftritt
> Iris versicolor D6, 3- bis 6-mal täglich 5 Globuli, bei saurem Aufstoßen und Übelkeit mit viel zähem Speichel
> Robinia pseudacacia D6, 3-mal täglich 5 Globuli, bei saurem Aufstoßen mit Magensäure sowie Magenschmerzen, die bis zur Schulter ausstrahlen

## Ernährungsempfehlungen

> Vermeiden Sie Lebensmittel, die Sodbrennen auslösen können (siehe Seite 86).
> Verteilen Sie das Essen auf mehrere kleinere Mahlzeiten am Tag: Fünf bis sechs Portionen sind ideal.
> Setzen Sie bevorzugt fettarme, eiweißreiche Kost auf Ihren täglichen Speiseplan. Während fettreiche Nahrungsmittel (zum Beispiel Fleisch, Wurstwaren) die Spannung des Speiseröhrenschließmuskels senken, steigern eiweißreiche Mahlzeiten den Muskeltonus um bis zu 50 Prozent. Gute Eiweißlieferanten sind beispielsweise Eier, Sojabohnen, mageres Puten- oder Kalbfleisch, Fisch, Milchprodukte.
> Bis zu drei Stunden nach jeder Mahlzeit sollten Sie sich nicht hinlegen. Achten Sie hierauf besonders in den Abendstunden.

## SODBRENNEN UND SCHWANGER

Mit den nebenstehenden Tipps können Sie auch während der Schwangerschaft Sodbrennen weitgehend vermeiden.

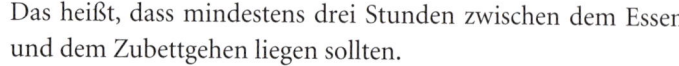

## LANGSAM ESSEN

Nehmen Sie sich Zeit beim Essen und achten Sie darauf, dass Sie jeden Bissen lange und sorgfältig kauen.

Das heißt, dass mindestens drei Stunden zwischen dem Essen und dem Zubettgehen liegen sollten.

> Essen Sie möglichst in aufrechter Körperhaltung.
> Kauen Sie nach dem Essen ungesüßten Kaugummi, um die Speichelbildung anzuregen: Speichel puffert zum einen die Säure und fördert zum anderen die Selbstreinigung (Clearance) der Speiseröhre (siehe Seite 121).

Diese Nahrungsmittel und Getränke sollten Sie meiden:

> Fettes Fleisch und fette Wurstwaren; fettreiche Saucen, Mayonnaise, in Fett Gebackenes
> Räucherwaren sowie scharf gewürzte Speisen
> Chili, Tabasco, Zwiebeln
> Pfefferminze
> Tomatensauce
> Zitrusgetränke, Tomatensaft, kohlensäurehaltige Getränke, Cola, (röststoffreicher) Kaffee
> Alkoholische Getränke, vor allem Weißwein, Sekt, Bier, Whisky, Wodka
> Süßigkeiten wie Schokolade
> Hefe-Backwaren, frisches Brot

GU-ERFOLGSTIPP    KEIN SODBRENNEN NACH DEM JOGGEN

Wenn Sie zu den Joggern gehören, die nach dem Laufen häufig unter Sodbrennen leiden, dann sollten Sie

> nicht mit vollem Magen laufen, sondern frühestens zwei bis drei Stunden nach dem Essen starten.
> während beziehungsweise unmittelbar nach dem Sport auf eiskalte, kohlensäurehaltige Getränke verzichten, auch auf mäßig kohlensäurehaltige Softdrinks. Idealer Durstlöscher ist stilles Mineralwasser.

Manche Jogger haben gute Erfahrungen damit gemacht, etwa zwei Stunden vor dem Sport geraspelte Stücke einer halben Salatgurke zu essen und/oder ein Glas Milch zu trinken. Beides wirkt entsäuernd. Tritt trotzdem immer wieder beim Laufen Sodbrennen auf, sollte man einen Arzt aufsuchen, um eine organische Ursache ausschließen zu lassen – dies gilt erst recht, wenn sich während des Sports (zusätzlich) Schmerzen in der Brust bemerkbar machen.

**Das können Sie noch tun**

> Gewöhnen Sie sich das Rauchen ab, denn Nikotin bewirkt eine Steigerung der Magensaftproduktion.
> Um Sodbrennen in der Nacht zu vermeiden, empfiehlt es sich, mit erhöhtem Oberkörper zu schlafen; das Kopfende sollte etwa zehn bis zwölf Zentimeter angehoben sein. Falls Sie keinen verstellbaren Lattenrost haben, können Sie sich mit einem zusätzlichen Kopfkissen behelfen. Wer so nicht schlafen kann, sollte sich angewöhnen, auf der linken Seite zu schlafen.
> Gehen Sie in die Hocke, wenn Sie sich bücken müssen.
> Tragen Sie keine einengende Kleidung (zum Beispiel enger Hosen- oder Rockbund, eng geschnallter Gürtel).
> Bauen Sie Übergewicht ab, es fördert Sodbrennen.
> Erlernen Sie eine Entspannungsübung, zum Beispiel Autogenes Training, wenn sich bei Ihnen Sodbrennen vor allem in Zeiten bemerkbar macht, in denen Sie psychisch stark belastet sind.
> Jogger leiden besonders häufig unter Sodbrennen. Die Ursachen sind nicht genau bekannt; derzeit wird diskutiert, ob durch das Lauftraining vermehrt Hormone freigesetzt werden, die zu einer vorübergehenden Erschlaffung des Schließmuskels zwischen Speiseröhre und Magen führen und so den Rückfluss von Magensäure in die Speiseröhre zulassen (siehe Erfolgstipp, links).

## Verstopfung

Eine Verstopfung (Obstipation) liegt vor, wenn die Darmentleerung seltener als ein- bis zweimal pro Woche stattfindet. Wegen der längeren Verweildauer im Darm ist der Stuhl oft hart und kann nur unter Schmerzen abgesetzt werden. Zwischen den Stuhlentleerungen leiden viele Betroffene unter Blähungen und (krampfartigen) Bauchschmerzen; manche klagen auch über Völlegefühl und einen aufgeblähten Bauch. Ist der Stuhlgang endlich erfolgt, besteht oft ein Gefühl der unvollständigen Darmentleerung.

Verstopfung kann eine vorübergehende Erscheinung sein – ausgelöst zum Beispiel durch eine Änderung des Tagesrhythmus oder eine Kostumstellung auf Reisen. Meist stellt sich einige Tage später wieder eine normale Verdauung ein. Sind jedoch keine äu-

**LINKSSCHLÄFER**

Menschen, die auf der linken Seite schlafen, leiden doppelt so häufig unter Sodbrennen wie Rechtsschläfer. Das liegt daran, dass sich der Mageneingang auf der linken Körperhälfte befindet und so der Mageninhalt beim Liegen auf dieser Seite leichter in die Speiseröhre zurückfließen kann.

ßeren Faktoren für eine zu seltene Stuhlentleerung erkennbar, liegt eine Störung der Darmtätigkeit vor, die ohne adäquate Verhaltensmaßnahmen oft nicht mehr von selbst vergeht.

Auch wenn anhaltende Verstopfung die Lebensqualität erheblich beeinträchtigen kann, steckt selten eine ernsthafte Erkrankung dahinter. Meist ist eine ungünstige Lebensweise verantwortlich: Durch Bewegungsmangel, eine ballaststoffarme Ernährung und ungenügende Flüssigkeitszufuhr wird der Darm träge, sodass der Stuhl nur noch langsam vorwärts bewegt wird. Dabei verfestigt er sich immer mehr, bis er schließlich nur noch unter starkem, oft auch schmerzhaftem Pressen aus dem Darm befördert werden kann. Ist der Stuhl extrem hart, können Kotsteine entstehen, die im Darm festsitzen und die Darmpassage behindern; im ungünstigsten Fall rufen sie eine Divertikulitis (siehe Seite 116) oder gar einen Darmverschluss (siehe Seite 115) hervor.

Weitere mögliche Ursachen für eine chronische Verstopfung sind die Einnahme von bestimmten Arzneimitteln (zum Beispiel starke Schmerzmittel, einige Psychopharmaka, entwässernde Medikamente, Eisenpräparate) oder längere Bettlägerigkeit; Schwangere sind oft in den letzten Wochen vor der Geburt von den Auswirkungen eines trägen Darms betroffen. Ebenso können bestimmte Grunderkrankungen wie Diabetes mellitus, Schilddrüsenunterfunktion, Nierenversagen, Multiple Sklerose, Parkinson-Krankheit und vor allem ein Reizdarm (siehe Seite 109) Verstopfung hervorrufen; in letztgenanntem Fall ist vermutlich eine funktionelle Störung der Darmmotorik der Auslöser. Nicht selten geht anhaltende Verstopfung auch auf Missbrauch von Abführmitteln zurück.

### Wann zum Arzt?

Jede plötzlich einsetzende Verstopfung, insbesondere wenn sie im Wechsel mit Durchfall, mit Blutauflagerungen auf dem Stuhl, heftigen Bauchschmerzen, Fieber und/oder einem unfreiwilligen Stuhlabgang mit Winden auftritt, sollte Anlass für einen Arztbesuch sein. In diesem Fall ist es wichtig, zum Beispiel mithilfe von bildgebenden Verfahren wie Bauchultraschall oder einer Darmspiegelung eine schwerwiegende Krankheitsursache wie eine

---

**INDIVIDUELLE UNTERSCHIEDE**

Die normale Stuhlfrequenz variiert von dreimal täglich bis hin zu dreimal wöchentlich – die Verdauungsgewohnheiten sind also sehr unterschiedlich.

## Abführmittel sind keine Lösung

Durch den häufigen Gebrauch von Abführmitteln – auch rein pflanzlichen – wird der Darm immer träger. Der Stuhlgang kommt schließlich ohne Abführmittel überhaupt nicht mehr in Gang – ein Teufelskreis.

### Regelmäßig eingenommen, sind Abführmittel eine Gefahr für die Gesundheit:

> Sie reizen die Darmschleimhaut und begünstigen damit die Entstehung von Entzündungen; zudem wirken sie sich ungünstig auf die Darmflora aus, zerstören Darmmuskelzellen und schädigen die Leber.

> Durch die Wirkung von Abführmitteln gehen dem Körper lebenswichtige Mineralsalze, vor allem Kalium, verloren. Im Extremfall kann es zu Herzrhythmusstörungen und anderen schwer wiegenden Folgen eines gestörten Elektrolythaushalts kommen.

> Abführmittel sind tabu, wenn die Ursache der Verstopfung eine Verengung im Darm beziehungsweise eine entzündliche Darmerkrankung ist; in diesem Fall droht ein lebensgefährlicher Darmverschluss.

Am besten erfolgt die Einnahme von Abführmitteln unter ärztlicher Aufsicht maximal zwei Wochen. Lediglich Füll- beziehungsweise Quellstoffe (wie Agar-Agar, Leinsamen, Weizenkleie, Flohsamen) eignen sich bei leichteren Formen der Verstopfung, die nicht auf andere Maßnahmen ansprechen, für die zeitlich begrenzte Selbstbehandlung.

### Weitere häufig eingesetzte Abführmittel:

> Gleitmittel wirken durch ihren »Schmiereffekt«, indem sie den Stuhl weicher und gleitfähiger machen. Glyzerin als Zäpfchen oder Klystier erleichtert die Stuhlentleerung, wenn sich harter Stuhl im Enddarm angesammelt hat. Paraffinöl steht in Tablettenform zur Verfügung, ist jedoch umstritten, da sich das Öl im Körper ablagern kann.

> Salze (Bittersalz, Glaubersalz), Zucker (Laktose, Laktulose), Zuckeralkohole (Sorbitol, Mannitol) und Macrogol, ein langkettiges Molekül, gehören zu den sogenannten osmotischen Abführmitteln. Indem sie das Wasser durch osmotische Prozesse (siehe Seite 120) im Darm halten, wird der verhärtete Stuhl aufgeweicht und fülliger. Wie die Quellstoffe (siehe Seite 90) brauchen auch sie viel Wasser, um zu wirken.

**Achtung:** Sehr stark wirksame pflanzliche Substanzen sind zum Beispiel Rizinusöl, Aloe, Sennes, Faulbaumrinde oder Rhabarber. Sie können bei unsachgemäßem Einsatz schwere Nebenwirkungen haben und eignen sich deshalb nicht zur Selbstbehandlung.

Divertikulitis (siehe Seite 116) oder Darmkrebs (siehe Seite 116) auszuschließen. Tritt Verstopfung im Rahmen von Analerkrankungen auf, wie zum Beispiel schmerzhafte Einrisse in der Afterschleimhaut (Fissuren), sollten diese konsequent behandelt werden. Mitunter kann eine Untersuchung auch bei einer chronischen Verstopfung sinnvoll sein, so etwa, wenn der Verdacht auf Schilddrüsenunterfunktion oder Abführmittelmissbrauch besteht.

### Selbstbehandlung mithilfe der Naturheilkunde

**Soforthilfe bei Akutbeschwerden**

> Trinken Sie morgens auf nüchternen Magen ein Glas kaltes Wasser oder Fruchtsaft – die Kälte löst den Stuhlreflex aus.
> Wegen seiner speziellen Zubereitungsart durch milchsaure Gärung leistet Sauerkraut direkt nach dem Aufstehen auf nüchternen Magen gegessen bei akuter Verstopfung ebenfalls gute Dienste. Empfohlen wird, drei Esslöffel rohes Sauerkraut zu essen oder ein Glas Sauerkrautsaft zu trinken.
> Weichen Sie abends einige getrocknete Feigen, Aprikosen oder Dörrpflaumen in einem halben Glas Wasser ein, und lassen Sie das Ganze abgedeckt bei Zimmertemperatur über Nacht stehen. Essen Sie am nächsten Morgen die Früchte vor dem Frühstück und trinken Sie das Wasser, in dem Sie diese eingeweicht haben.
> Massieren Sie morgens vor dem Aufstehen zehn Minuten lang Ihren Bauch mit kreisenden Bewegungen im Uhrzeigersinn.
> Quellstoffe wie Weizenkleie, Leinsamen, Flohsamenschalen oder indischer Flohsamen regen die Verdauung an und machen den Stuhl gleitfähiger. Sie entfalten ihre Wirkung jedoch nur, wenn sie mit viel Flüssigkeit (ein Teil Quellstoff auf zehn Teile Wasser) eingenommen werden. Geben Sie zum Beispiel sechs bis acht gehäufte Esslöffel Weizenkleie in ein Glas Buttermilch, in Joghurt, Müsli oder Fruchtsaft und trinken Sie dazu in den nächsten zwei Stunden (mindestens) einen halben Liter stilles Wasser.
> Bei hartnäckiger Verstopfung kann ein Einlauf (siehe Seite 40) Abhilfe schaffen. Alternativ können Sie auch eine Colon-Hydro-Therapie (siehe Seite 40) durchführen lassen.

---

**APFELESSIG**

Apfelessig wird eine anregende Wirkung auf die Darmtätigkeit zugeschrieben. Geben Sie einen Esslöffel davon in ein Glas Wasser und trinken Sie es vor dem Frühstück, um die Verstopfung zu lösen.

Bewährte Hausmittel
> Feuchtwarme Bauchwickel beruhigen und fördern die Darm-
  tätigkeit (siehe Seite 38).
> Ist die Darmflora zum Beispiel durch Abführmittelmissbrauch
  geschädigt, kann versucht werden, durch eine Symbioselenkung mithilfe der Mikrobiologischen Therapie (siehe Seite 41)
  eine physiologische, verdauungsfördernde Darmflora wiederherzustellen und so die Verstopfung zu beheben.
> Sauerkrautkur: Verzehren Sie vier Wochen lang jeden Morgen
  noch nüchtern drei Esslöffel rohes Sauerkraut oder trinken Sie
  stattdessen ein Glas Sauerkrautsaft. Ein ähnlicher Effekt wird
  auch milchsauren Gärgetränken aus Brot zugeschrieben, wo-
  von Sie ebenfalls einmal täglich ein Glas trinken sollten.
> Heilfasten (siehe Seite 46) kann ein guter Start in ein Leben
  ohne Verstopfung sein – ein dauerhafter Erfolg ist allerdings
  nur möglich, wenn Sie anschließend Ihre Ernährung auf Vollwertkost umstellen (siehe Seite 48).

Homöopathische Behandlung
> Alumina D12, zweimal täglich 5 Globuli, wenn der Stuhl sehr
  fest und knotig ist und Sie sehr stark pressen müssen
> Graphites D12, zweimal täglich 5 Globuli, wenn sich kein
  Stuhlgang einstellt oder der Stuhl knotig, hart und mit weißem

**GU-ERFOLGSTIPP    VERSTOPFUNG ALS PSYCHOSOMATISCHES PROBLEM**

Regelmäßiger Stuhlgang hat etwas mit Los-
lassenkönnen zu tun. Aus psychosomatischer
Sicht kann Verstopfung daher auch als un-
bewusster Akt verstanden werden, etwas
festhalten zu wollen. Dabei geht es meist
weniger um materiellen Besitz als vor allem
um bestimmte Gewohnheiten oder um die
vertraute Umgebung (Orte und Personen):

Alles Ungewohnte, das die Betroffenen von
ihrem »normalen« Lebensgang abbringen
könnte, bereitet Unbehagen beziehungsweise wird als Bedrohung empfunden.
Wenn Sie vermuten, dass hinter Ihrer Verstopfung seelische Konflikte stecken könnten, scheuen Sie sich nicht, psychothera-
peutische Hilfe in Anspruch zu nehmen.

Schleim bedeckt ist und zusätzlich Einrisse in der After-schleimhaut oder Hämorrhoiden bestehen

> Nux vomica D6, 3-mal täglich 5 Globuli, bei vergeblichem Stuhldrang oder bei schwierigem Stuhlgang in Kombination mit einem erneuten Drängen, als ob die Darmentleerung nur unvollständig geblieben sei

> Opium D12, zweimal täglich 5 Globuli, bei lang anhaltender Verstopfung in Kombination mit einem aufgetriebenen Bauch, Bauchkrämpfen und dem Eindruck, der Darm sei völlig untätig

### Ernährungsempfehlungen

Sofern keine behandlungsbedürftige Darmerkrankung vorliegt, lässt sich eine chronisch gestörte Verdauung letztlich nur durch eine Änderung ungünstiger Lebens- beziehungsweise Essge-wohnheiten normalisieren.

> Unverzichtbar ist eine Umstellung der Ernährung auf Vollwert-kost mit hohem Anteil an Ballaststoffen. Um möglichen Un-verträglichkeitsreaktionen wie Blähungen, Druck- und Völle-gefühl vorzubeugen, sollten Sie Ihre Ernährung schrittweise über einige Wochen umstellen. Achten Sie auf eine ausreichen-de Flüssigkeitszufuhr (siehe unten).

> Sauermilchprodukte wie Buttermilch, Kefir, Dickmilch oder Joghurt haben einen günstigen Einfluss auf die Darmflora und regen zudem die Darmtätigkeit an; sie sollten deshalb ebenfalls auf Ihrem täglichen Speiseplan stehen.

> Auch kaliumreiche Lebensmittel (zum Beispiel Aprikosen, Äpfel, Erdbeeren, Kartoffeln, Avocados) wirken sich positiv auf den Dickdarm aus, insbesondere wenn jahrelang zu Abführmitteln gegriffen wurde, die dem Darm viel Kalium entzogen haben.

> Um die Stuhlkonsistenz weich zu halten, sollten Sie mindestens zwei bis zweieinhalb Liter Flüssigkeit pro Tag zu sich nehmen. Am besten geeignet sind Mineralwasser (sowohl mit als auch ohne Kohlensäure), Saftschorlen, Früchte- und Kräutertees. Al-koholische und koffeinhaltige Getränke wie Kaffee, Tee oder Cola helfen dagegen nicht. Im Gegenteil: Diese Getränke regen die Nierentätigkeit an und wirken damit leicht harntreibend.

## MILCHZUCKER

Milchzucker (Laktose) hilft bei Verstopfung (siehe Seite 89). Eine Milchzuckerdosis (40 Gramm) liefert jedoch eine Menge Kalorien. Diabetiker und Personen mit einer Milchzuckerunver-träglichkeit dürfen keinen Milchzucker einnehmen.

Diese Nahrungsmittel und Getränke sollten Sie meiden:
> Faserarme, fettreiche Kost, zum Beispiel Fastfood
> Weißmehlprodukte
> Haushaltszucker
> Süßigkeiten, vor allem Schokolade
> Bananen – sie sind zwar gute Kaliumlieferanten, haben aber eine »stopfende« Wirkung
> Koffeinhaltige Getränke wie Kaffee, Cola, Schwarztee

**Das können Sie noch tun**
> Sorgen Sie für regelmäßige Bewegung. Wer regelmäßig körperlich aktiv ist, trainiert nicht nur die Muskeln, sondern auch den Darm. Am besten eignen sich leichte Ausdauersportarten, zum Beispiel Laufen, Walking, Radfahren oder spezielle Gymnastikübungen, zum Beispiel Radfahren im Liegen, Beckenbodentraining und andere Übungen, bei denen speziell die Bauchmuskeln trainiert werden.
> Üben Sie sich in tiefer Bauchatmung, das heißt, konzentrieren Sie sich auf Ihren Atem und atmen Sie bewusst nach unten in Ihren Bauch hinein! Dadurch verbessert sich die Durchblutung des Bauchraums, und es wird ein gewisser Druck auf den Darm durch das sich ausdehnende Zwerchfell ausgeübt.
> Unterdrückter Stuhlgang ist oft der Beginn einer Verstopfung. Deshalb: Gehen Sie möglichst bald zur Toilette, wenn sich Stuhldrang einstellt. Nehmen Sie sich hierfür ausreichend Zeit, auch im größten Alltagsstress.
> Trainieren Sie Ihren Darm! Gewöhnen Sie ihn an regelmäßige Uhrzeiten, zum Beispiel immer morgens nach dem Frühstück. Wenn sich der leere Magen füllt, reagiert der Dickdarm mit einem Reflex – stürzen Sie deshalb nicht gleich nach dem Frühstück aus dem Haus, um rechtzeitig zur Arbeitsstelle zu kommen, sondern stehen Sie lieber morgens eine halbe Stunde früher auf, um dann in Ruhe auf die Toilette gehen zu können.
> Wenn Sie vor allem in Stresssituationen unter Verstopfung leiden, empfiehlt sich das Erlernen einer Entspannungstechnik wie Autogenes Training oder Yoga.

**ZUCKER VERSTOPFT**
125 Gramm Zucker essen die Bundesbürger täglich im Durchschnitt. Ernährungsexperten halten 60 Gramm pro Tag für angemessen, manche meinen sogar, es sollten nicht mehr als 20 Gramm sein.

## Völlegefühl

Wenn Magen und Gehirn (in dem sich Hunger- und Sättigungszentrum befinden) nach einer üppigen Mahlzeit signalisieren: »Voll gefüllt: Jetzt nicht mehr weiteressen!«, dann sollten Sie diesen natürlichen Schutzmechanismus Ihres Körpers vor einer Überforderung des Verdauungssystems nicht ignorieren. Beenden Sie dann umgehend die Mahlzeit – auch wenn der Teller vielleicht noch nicht ganz leer gegessen ist. Ebenso können fette, schwer verdauliche Speisen ein vorübergehendes Völlegefühl hervorrufen. Stellt sich jedoch wiederholt bereits nach wenigen Bissen ein Gefühl der Sättigung ein, ist möglicherweise eine Störung des Verdauungssystems die Ursache. In diesem Fall leidet der Betroffene gleichzeitig oft unter weiteren Verdauungsbeschwerden wie Aufstoßen (siehe Seite 57), Übelkeit und/oder einem Druck in der Magengegend (siehe Magenschmerzen, Seite 74). Oft geht auch eine Verstopfung mit einem Völlegefühl einher, vor allem wenn man schon einige Tage »überfällig« ist. Bisweilen genügt es, seine Ernährungsgewohnheiten zu überprüfen und diese gegebenenfalls zu ändern. Mitunter ist aber auch eine behandlungsbedürftige Erkrankung, etwa ein Befall des Magens mit Helicobacter-pylori-Bakterien (siehe Seite 104), eine Unverträglichkeit von bestimmten Nahrungsmitteln (siehe Seite 107) oder ein Reizmagen (siehe Seite 112), ursächlich verantwortlich.

**WICHTIG**
Wiederkehrendes Völlegefühl trotz eines leeren Magens kann auf eine Bauchspeicheldrüsenerkrankung hinweisen und sollte deshalb ärztlich abgeklärt werden.

### Wann zum Arzt?

Ein vorzeitiges Sättigungsgefühl, das dazu führt, dass nur noch kleine Nahrungsmengen verzehrt werden können, sollte immer Anlass für einen Arztbesuch sein. Gleiches gilt, wenn gleichzeitig noch andere Beschwerden, wie zum Beispiel Magenschmerzen und/oder Übelkeit bis hin zu Brechreiz, bestehen.

### Selbstbehandlung mithilfe der Naturheilkunde

#### Soforthilfe bei Akutbeschwerden

> Mischen Sie das Kraut von Wermut und Pfefferminze sowie Pomeranzenschale und überbrühen Sie einen Esslöffel der Mi-

schung mit 150 Milliliter kochendem Wasser. Lassen Sie den Tee zehn Minuten lang zugedeckt ziehen und seihen Sie ihn dann ab. Wenn Sie häufiger unter Völlegefühl leiden, eignet sich dieser Tee auch zur kurmäßigen Anwendung: Trinken Sie davon zwei bis vier Wochen lang täglich ein bis zwei Tassen etwa eine halbe Stunde vor der Mittags- und Abendmahlzeit.

> Um die Verdauung anzukurbeln, kann bei bevorstehenden üppigen Mahlzeiten ein Glas warmes Wasser mit einigen Tropfen einer Bittertinktur (aus der Apotheke) getrunken werden.

Ansonsten richtet sich die Selbstbehandlung nach den begleitenden Beschwerden: Völlegefühl mit Magenschmerzen, siehe Seite 75, mit Aufstoßen, siehe Blähungen, Seite 64, oder Sodbrennen, Seite 84, mit Verstopfung, siehe Seite 90.

---

## KÖNNEN PILZE IM DARM KRANK MACHEN?

Dieser Frage sind Experten des Robert-Koch-Instituts im Juni 2004 nachgegangen, die dazu mehr als 200 wissenschaftliche Veröffentlichungen aus dem In- und Ausland ausgewertet haben. Ihr Fazit: Nur wenn das Immunsystem (etwa durch eine HIV-Infektion, Leukämie, Chemotherapie) stark geschwächt ist, können sich Pilze unkontrolliert im Körper ausbreiten und Organe befallen – die Systemmykose, eine schwerwiegende Erkrankung, verläuft oft tödlich. Menschen mit intaktem Abwehrsystem sind nicht gefährdet: Pilze im Dickdarm machen genauso wenig krank wie die dort lebenden Bakterien. Allenfalls Haut, Schleimhäute (etwa im Genitalbereich) und Nägel können von einer Candida-Infektion betroffen sein. In diesem Fall ist der Befall auf eine bestimmte Region begrenzt und meist gut zu behandeln.

Bei bis zu 80 Prozent der gesunden Bevölkerung sind Hefepilze (Candida albicans) im Stuhl nachweisbar. Dies ist für einige naturheilkundlich ausgerichtete Therapeuten ein Grund, Blähungen, Symptome eines Reizdarms, Nahrungsmittelunverträglichkeiten oder weniger spezifische Beschwerden wie chronische Müdigkeit und Konzentrationsstörungen als »Candidasyndrom« zu werten und mit Maßnahmen der Darmsanierung (siehe Seite 39) und einer strengen Anti-Pilz-Diät zu bekämpfen. Eine seriöse diagnostische Grundlage hierfür fehlt meist, denn eine Candidabestimmung im Stuhl liefert nur grobe Anhaltspunkte, was die tatsächlichen Besiedelungsverhältnisse im Darm betrifft. Zudem gibt es keine verbindlichen Grenzwerte, ab wann die Anzahl der im Stuhl nachgewiesenen Pilze krankhaft ist.

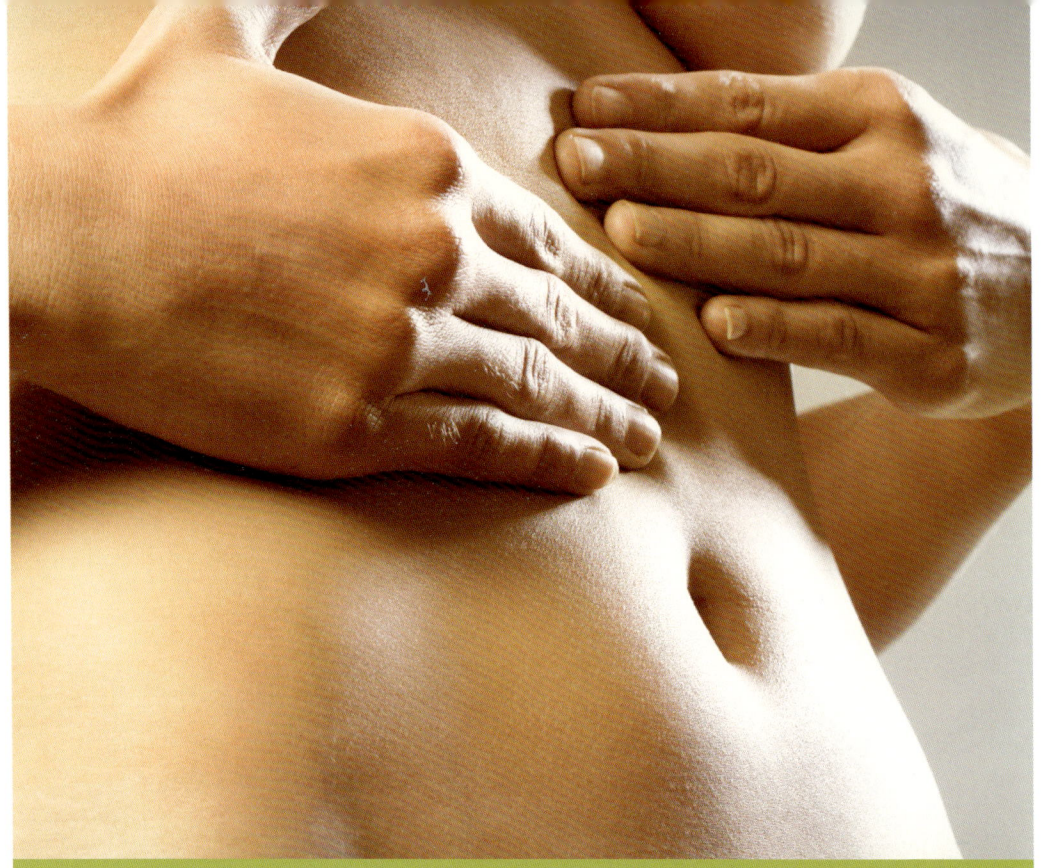

# Magen-Darm-Krankheiten
## unterstützend behandeln

**Einige Magen-Darm-Erkrankungen** kommen ohne eine medikamentöse (oder gar operative) Intervention durch die Schulmedizin nicht aus – dies gilt vor allem dann, wenn eine konkrete organische Ursache bekannt ist. Bei der Mehrzahl der im Folgenden aufgeführten Krankheiten können naturheilkundliche Begleitmaßnahmen den Heilungsprozess sinnvoll unterstützen. Das Kapitel endet mit einer Übersicht über besonders schwere Erkrankungen, die häufig nur in der Klinik behandelt werden können.

# Colitis ulcerosa

Colitis ulcerosa gehört wie die Crohn-Krankheit zu den chronisch-entzündlichen Darmerkrankungen. Typisch ist die Bildung zahlreicher Entzündungsherde und kleinerer, leicht blutender Geschwüre auf den oberflächlichen Schleimhautschichten der Dickdarmwand. Colitis ulcerosa verläuft schubweise oder chronisch und ist nicht heilbar. Die Erkrankung beginnt meist im Enddarm. Bei einem Viertel der Betroffenen breitet sie sich von dort über den gesamten Dickdarm aus. In fünf Prozent der Fälle ist die Krankheit lebensgefährlich mit massiven Durchfällen, hohem Fieber und starkem Flüssigkeitsverlust. Colitis ulcerosa tritt oft das erste Mal zwischen dem 20. und 40. Lebensjahr auf, aber auch Kinder und Jugendliche können schon betroffen sein.

**Ursachen:** Unbekannt; wahrscheinlich handelt es sich um eine Autoimmunerkrankung (siehe Seite 118), wobei auch erbliche Faktoren eine Rolle spielen könnten. Jüngsten Forschungen zufolge schwächen vermutlich Mutationen in einem bestimmten Gen (NOD2) die Abwehr gegen Bakterien, sodass diese vermehrt in die Darmschleimhaut eindringen können. Für diese These spricht, dass vielen Patienten mit chronisch-entzündlicher Darmerkrankung Eiweiße in der Darmwand fehlen, die im gesunden Darm als »körpereigene Antibiotika« pathogene Bakterien in Schach halten und am Eindringen in die Darmwand hindern.

**Symptome:** Starke Schmerzen im Unter- oder ganzen Bauch sowie blutig-schleimige Durchfälle bis zu dreißigmal am Tag; oft begleiten heftige Krämpfe die Darmentleerung. Weitere häufige Begleiterscheinungen sind Gewichtsverlust, Fieber (im akuten Schub) und Müdigkeit.

**Komplikationen:** Besonders gefürchtet ist eine Überdehnung des Dickdarms (toxisches Megakolon) mit der Gefahr eines lebensgefährlichen Darmdurchbruchs. Manchmal entwickeln sich weitere Beschwerden außerhalb des Magen-Darm-Trakts, meist an den Gelenken (Arthritis), seltener an der Haut oder am Auge. Außerdem ist die Gefahr, an Darmkrebs zu erkranken, deutlich erhöht, wenn die Erkrankung länger als zehn Jahre besteht und der gesamte Dickdarm befallen ist.

## JEDER 500. IST BETROFFEN

Rund 200 von 100 000 Einwohnern leiden hierzulande an Colitis ulcerosa; pro Jahr werden drei bis sieben Neuerkrankungen unter 100 000 Einwohnern registriert. Frauen und Männer sind gleich häufig davon betroffen.

**Therapie:** Im Vordergrund der Behandlung steht die medikamentöse Therapie mit entzündungshemmenden Mitteln, vor allem mit 5-Aminosalicylaten (wie Mesalazin) und Kortison im hochakuten Schub; eventuell werden auch Präparate, die die Aktivität des Immunsystems unterdrücken (Immunsuppressiva), eingesetzt. Ist die Krankheitsaktivität eher gering, reicht in der Regel zur Vorbeugung eines erneuten Schubs die Einnahme von 5-Aminosalicylaten. Bei chronischem Verlauf mit hoher Krankheitsaktivität ist meist eine Kombinationstherapie aus 5-Aminosalicylaten und Immunsupressiva notwendig.

Im schweren Schub erfolgt die Ernährung durch Infusionen (parenterale Ernährung) oder in Form von flüssiger Kost (Astronautenkost) zur Entlastung des Magen-Darm-Trakts. Die Astronautenkost liefert Nährstoffe, die nicht mehr von den Verdauungsenzymen aufgespalten werden müssen, sondern direkt über die Dünndarmwand aufgenommen werden können.

**Das können Sie selbst tun:** Gönnen Sie sich im akuten Schub ausreichend (Bett-)Ruhe und vermeiden Sie alles, was Sie körperlich anstrengen könnte. Wenn Sie meinen, dass Sie bestimmte Lebens-

**GU-ERFOLGSTIPP** LEBENSRETTENDE DARMSPIEGELUNG

Die heute komplikationsarme Darmspiegelung dient der diagnostischen Abklärung von Dickdarmerkrankungen. Sie ist die wichtigste Methode zur Früherkennung von Darmkrebs. Dabei wird im Dämmerschlaf ein flexibles optisches Instrument (Endoskop) über After und Enddarm in den Dickdarm vorgeschoben. Das Endoskop ist mit einem Videochip ausgestattet, der farbige Bilder der gespiegelten Darmabschnitte auf einen Bildschirm liefert, wo sie betrachtet werden können. Mithilfe einer Minizange werden, falls erforderlich, Gewebeproben zur Abklärung von krankhaften Veränderungen der Darmschleimhaut entnommen. Wurde bereits bei Ihren Eltern oder einem Ihrer Geschwister (Verwandte ersten Grades) vor dem 50. Lebensjahr Darmkrebs diagnostiziert, sollten Sie selbst erstmals zehn Jahre vor dem Zeitpunkt, als bei Ihrem Verwandten die Erkrankung auftrat, eine Darmspiegelung vornehmen lassen. Gegebenenfalls ist es notwendig, die Untersuchung in regelmäßigen Abständen zu wiederholen. Rechtzeitig erkannt, ist Darmkrebs heute gut heilbar.

mittel (etwa Milchprodukte) nicht (mehr) gut vertragen, sollten Sie diese meiden. Nehmen Sie bei Bedarf eine Ernährungsberatung in Anspruch, wenn Ihr Arzt Ihnen eine individuell abgestimmte Ernährungsumstellung zur Vorbeugung von Mangelerscheinungen empfiehlt. Und: Hören Sie mit dem Rauchen auf! Aktuelle Studien zeigen, dass Rauchen das Darmkrebs-Risiko von Patienten mit einer langjährigen chronisch-entzündlichen Darmerkrankung noch einmal deutlich erhöht. Schließen Sie sich einer Selbsthilfegruppe an (Adressen dazu erhalten Sie über die DCCV, siehe Seite 123). Viele Betroffene geben an, mit der Erkrankung besser zurechtzukommen, wenn sie sich regelmäßig mit Leidensgenossen austauschen.

## Crohn-Krankheit

Die Crohn-Krankheit (Morbus Crohn) ist neben Colitis ulcerosa die zweite chronisch-entzündliche Darmerkrankung. Auch sie verläuft entweder schubweise oder chronisch und ist nicht heilbar. Allerdings betrifft die Entzündung bei der Crohn-Krankheit alle Schichten der Darmwand und kann vom Mund bis zum After den ganzen Verdauungstrakt befallen. Meist wechseln sich dabei entzündete Abschnitte mit entzündungsfreien Regionen ab. Bei vielen Betroffenen spielt sich die Entzündung vor allem im letzten Stück des Dünndarms (Ileum) und im sich daran anschließenden oberen Dickdarmteil ab. Bei etwa zehn Prozent der Fälle überlappen sich die Krankheitsbilder von Crohn-Krankheit und Colitis ulcerosa.

**Ursachen:** Siehe Colitis ulcerosa, Seite 97

**Symptome:** Kolikartige Schmerzen vornehmlich im rechten Unterbauch, chronische Durchfälle viele Male am Tag, manchmal auch mit Blutbeimengungen. Typisch sind auch Gewichtsverlust, Fieber (im akuten Schub) und chronische Müdigkeit.

**Komplikationen:** Oft kommt es zur Bildung von Fistelverbindungen zu umliegenden Darmabschnitten, zur Blase oder zur Körperoberfläche. Ebenso besteht eine Neigung zu Abszessen, vor allem im Analbereich. Das Darmkrebsrisiko ist zwar geringer als bei Colitis ulcerosa, aber dennoch signifikant erhöht.

### KOMPLEMENTÄR-MEDIZIN

Viele Betroffene profitieren von einer homöopathischen Konstitutionsbehandlung, Akupunktur oder von Verfahren der anthroposophischen Medizin als Begleitmaßnahme zur medikamentösen Standardtherapie, da sie die Nebenwirkungen der Schulmedizin abmildern.

**Therapie:** Die medikamentöse Therapie ähnelt der bei Colitis ulcerosa, allerdings spielen die 5-Aminosalicylate eine wesentlich geringere Rolle. Sind Darmabschnitte verengt oder haben sich Fisteln gebildet, ist meist eine operative Intervention notwendig.

**Das können Sie selbst tun:** Die bei Colitis ulcerosa empfohlenen Maßnahmen zur Selbsthilfe (siehe Seite 98) eignen sich auch als Begleitbehandlung bei der Crohn-Krankheit.

# Darmentzündung, bakterielle

**WICHTIG**
Um einer akuten bakteriellen Darminfektion vorzubeugen, sollten Sie Fleisch, Milch und Milchprodukte, Salate und Salatsaucen (insbesondere, wenn sie Mayonnaise enthalten) vor allem bei warmem Wetter rasch verzehren beziehungsweise ständig gekühlt aufbewahren. Achten Sie darauf, dass Fleisch, Fisch, Muscheln und Eier(speisen) vor dem Verzehr stets ausreichend gegart sind.

Eine akute bakterielle Darmentzündung (Enteritis) tritt hierzulande seltener auf als eine durch Viren hervorgerufene Infektion (siehe Seite 101). Die bakterielle Darmentzündung verläuft in der Regel deutlich schwerer. Betroffen ist meist der Dünndarm, häufig auch Magen und Dickdarm (Gastroenteritis).

In unseren Breitengraden werden die Erreger (zum Beispiel Salmonellen, Campylobacter, Yersinien) meist durch infizierte Lebensmittel (Lebensmittelvergiftung) übertragen; aber auch eine Ansteckung durch Kontakt mit einer erkrankten Person, etwa durch einen Händedruck, ist möglich. Je nach Art des Erregers unterscheidet sich die Erkrankung in Dauer und Schwere: Im Idealfall klingt sie nach einigen Tagen von allein wieder ab, in schweren Fällen können die Symptome sogar zwei Wochen und länger anhalten. Einige der bakteriellen Darminfektionen, etwa eine Salmonelleninfektion, unterliegen der Meldepflicht bei der örtlichen Gesundheitsbehörde.

**Ursachen:** Auslöser ist eine Infektion mit pathogenen Bakterien oder mit den von Bakterien gebildeten Giften (Toxine). Nach Besiedelung der Darmschleimhaut bewirken die Erreger eine vermehrte Abgabe von Wasser und Schleim in den Darm. Gleichzeitig behindern sie die Wasseraufnahme der Schleimhaut – Durchfall entsteht. Manche Erreger zerstören zusätzlich die Zellen der Darmwand und verursachen Geschwüre und Blutungen.

**Symptome:** (Krampfartige) Bauchschmerzen, Durchfall, oft auch Übelkeit und Erbrechen, (hohes) Fieber, eventuell Beimischung von Schleim, Blut und/oder Eiter im Stuhl. Meist fühlt sich der Betroffene in seinem Allgemeinbefinden stark beeinträchtigt.

**Komplikationen:** Kann der Verlust an Flüssigkeit und Mineralstoffen nicht ausreichend ausgeglichen werden, droht eine Austrocknung. Bei einem heftigen Verlauf mit blutigem oder eitrigem Stuhl, hohem Fieber und einer starken Beeinträchtigung des Allgemeinbefindens ist unter Umständen ein Krankenhausaufenthalt notwendig, um den starken Salz- und Flüssigkeitsverlust mithilfe von Infusionen auszugleichen.

**Therapie:** Vor allem Ausgleich des Mineralstoff- und Flüssigkeitsverlusts zum Beispiel mithilfe von Elektrolytlösungen aus der Apotheke oder mit selbst hergestellten Zucker-/Salzlösungen (siehe Durchfall, Seite 69). Starke Bauchschmerzen können mit krampflösenden Schmerzmitteln gelindert werden. Antibiotika sind nur in Ausnahmefällen hilfreich, denn sie töten nicht nur die für die Erkrankung verantwortlichen Bakterien ab, sondern auch die nützlichen Bakterien der Darmflora (siehe Seite 13). Durchfallmedikamente (wie Loperamid®) hemmen die Darmtätigkeit und bessern so den ständigen Stuhldrang. Naturheilkundlich orientierte Therapeuten halten ihren Einsatz jedoch für problematisch, weil sich dadurch gleichzeitig die Ausscheidung der Erreger und ihrer Gifte verzögert. Bei besonders starkem Flüssigkeitsverlust sollte der Einsatz von Durchfallmedikamenten – nach ärztlicher Absprache – dennoch erwogen werden.

**Das können Sie selbst tun:** Zusätzlich zu Elektrolytlösungen zum Ausgleich des Flüssigkeitsverlusts empfiehlt es sich, mehrere Tassen Kräutertee, etwa mit Kamille (siehe Seite 69) oder mit Heidelbeeren (siehe Seite 69), über den Tag verteilt zu trinken. Leiden Sie zudem unter krampfartigen Bauchschmerzen, kann eine heiße Wärmflasche oder ein warmes Heublumensäckchen, das Sie für mindestens 15 Minuten auf den Bauch legen, die Beschwerden lindern. Aber auch feuchtwarme Bauchwickel (siehe Seite 38) helfen gegen Bauchschmerzen.

## Magen-Darm-Infekt, virusbedingter

Rund zwei Drittel aller Magen-Darm-Infekte werden durch Viren hervorgerufen. Diese führen zu einer akuten Reizung oder Entzündung der Schleimhäute von Magen, Dünndarm und/oder

### AKUTBESCHWERDEN EINORDNEN

Leiden Sie neben Erbrechen zusätzlich unter hohem Fieber und/oder Durchfall, steckt oft ein bakteriell bedingter Magen-Darm-Infekt dahinter. Typisch ist auch, dass ein ausgeprägtes Krankheitsgefühl besteht und man sich sehr elend fühlt.

Dickdarm, die jedoch im Allgemeinen nach zwei bis drei Tagen von selbst wieder verschwindet. Meist verläuft ein virusbedingter Magen-Darm-Infekt sehr viel milder als eine akute Darmentzündung, die durch Bakterien verursacht wird (siehe Darmentzündung, bakterielle, Seite 100). Allerdings gibt es Ausnahmen: So geht eine Infektion mit dem Norovirus stets mit heftigem Erbrechen und Durchfall einher. In der Regel klingen die Symptome spätestens nach 60 Stunden ab. Für Kinder und alte Menschen kann der stark auszehrende Verlauf einer Noroviruserkrankung jedoch bedrohliche Ausmaße annehmen.

**Ursachen:** Meist von Mensch zu Mensch übertragene Infektion mit Viren, wie Rota-, Adeno-, Corona- oder Noroviren; mitunter werden die Viren auch durch infizierte Nahrung aufgenommen.

**Symptome:** Mäßige bis heftige Bauchschmerzen, Übelkeit und Erbrechen und/oder Durchfall, Kopf-, Glieder- und Gelenkschmerzen; eventuell besteht mäßig erhöhte Temperatur.

**Komplikationen:** Siehe Darmentzündung, bakterielle, Seite 101

**Therapie:** Im Allgemeinen ist keine spezielle medikamentöse Therapie notwendig. Wichtig ist, den Flüssigkeits- und Salzverlust durch Elektrolytlösungen auszugleichen.

**Das können Sie selbst tun:** Da die Symptome sehr ähnlich sind, kommen die gleichen Selbsthilfemaßnahmen in Betracht wie bei der bakteriellen Darmentzündung (siehe Seite 101). Um sich nicht anzustecken, sollten Sie sich häufig die Hände waschen und wenn möglich den direkten Kontakt mit Erkrankten vermeiden.

**WICHTIG**
Hat eine Magenspiegelung ein Magengeschwür ergeben, muss immer auch eine Gewebeprobe entnommen und histologisch untersucht werden, um auszuschließen, dass es sich um eine bösartige Form (Magenkrebs) handelt.

## Magengeschwür, Zwölffingerdarmgeschwür

Ein umschriebener Defekt des Magens oder des Zwölffingerdarms, bei dem auch die tieferen Wandschichten betroffen sind, wird als Magengeschwür (Ulcus ventriculi) oder Zwölffingerdarmgeschwür (Ulcus duodeni) bezeichnet. Ein Magengeschwür sitzt häufig an der kleinen Magenkurve, ein Zwölffingerdarmgeschwür meist im Anfangsteil des Zwölffingerdarms.

**Ursachen:** Ausgangspunkt ist meist ein ungünstiges Wechselspiel, bei dem neben einem Befall mit dem Helicobacter-pylori-Bakterium (siehe Seite 104) und der längerfristigen Einnahme von schleimhautschädigenden Substanzen, etwa nichtsteroidale Antirheumatika, auch ein Defekt in der Schleimhautabwehr eine Rolle spielt; mitunter besteht eine erbliche Veranlagung. Selten ist eine andere Erkrankung (zum Beispiel eine Überfunktion der Nebenschilddrüse oder das Zollinger-Ellison-Syndrom, siehe Seite 121) ursächlich verantwortlich. Ein akutes Stressgeschwür (Stressulkus) tritt fast ausschließlich im Rahmen einer intensivmedizinischen Behandlung (etwa nach starken Verbrennungen) auf.

**Symptome:** Druckgefühl und/oder stechende, brennende oder bohrende Schmerzen im Oberbauch, die oft ins Brustbein oder in den Rücken ausstrahlen. Aufstoßen, Völlegefühl und Übelkeit, eventuell bis hin zum Erbrechen sind ebenfalls häufig. Typisch für ein Magengeschwür ist, dass die Beschwerden unmittelbar nach dem Essen zunehmen, wohingegen sie sich bei einem Zwölffingerdarmgeschwür überwiegend nüchtern (vor allem nachts) besonders stark bemerkbar machen.

**Komplikationen:** Unbehandelt kann es zu Blutungen mit Bluterbrechen bis hin zu einem Durchbruch der Magen- beziehungsweise Darmwand kommen. Überdies kann ein abgeheiltes Geschwür in der Nähe des Magenausgangs eine narbige Verengung (Pylorusstenose) zur Folge haben.

**Therapie:** Siehe Magenschleimhautentzündung, Seite 105

**Das können Sie selbst tun:** Wenn Sie Raucher sind: Geben Sie das Rauchen auf! Studien zeigen, dass die Wahrscheinlichkeit, im nächsten Jahr ein neues Geschwür zu bilden, ausgesprochen hoch ist, auch wenn die Behandlung erfolgreich war. Überhaupt sollten Sie nach überstandener Erkrankung Genussmittel (Kaffee, Alkohol!) meiden oder allenfalls in Maßen konsumieren – auf diese Weise beugen Sie einer erneuten Geschwürbildung vor. Zur Selbsthilfe bei akuten Beschwerden empfehlen sich die unter »Magenschmerzen« (siehe Seite 75) empfohlenen Maßnahmen.

## Magenschleimhautentzündung

Eine Entzündung der Magenschleimhaut (Gastritis) spielt sich in der Regel an den obersten Schleimhautanteilen ab, die tieferen Wandschichten des Magens bleiben meist – anders als bei einem

**ACHTUNG NOTFALL**
Plötzlich auftretende, extrem heftige, messerstichartige Schmerzen im Oberbauch können den Durchbruch eines (bekannten) Magen- oder Zwölffingerdarmgeschwürs anzeigen. Dies ist ein Notfall, der sofort behandelt werden muss.

Magen- oder Zwölffingerdarmgeschwür (siehe Seite 102) – intakt. Eine Gastritis kann akut auftreten oder einen chronischen Verlauf nehmen, wobei die chronische Form hierzulande sehr viel häufiger ist. Therapie und Heilungsaussichten richten sich nach der Art der Ursachen.

**Ursachen:** Eine Magenschleimhautentzündung kann durch verschiedene Faktoren verursacht werden:

> Akute Magenschleimhautentzündung: Meist unmittelbare Folge des exzessiven Genusses von tags zuvor eingenommenen schleimhautreizenden Substanzen wie Alkohol, Nikotin oder Kaffee. Ebenso reagieren manche Menschen auf die Einnahme von Schmerzmitteln (zum Beispiel nichtsteroidale Antirheumatika wie Acetylsalicylsäure, Kortison) mit einer akuten Magenschleimhautentzündung. Weitere häufige Auslöser sind schwere Erkrankungen, Unfälle, Verletzungen, Verbrennungen oder eine schwere Operation; mitunter sind auch Leistungssportler (»Runners stomach«) betroffen.

> Chronische Magenschleimhautentzündung: Mit circa 80 Prozent ist eine Infektion mit dem Bakterium Helicobacter pylori (Typ B) die häufigste Ursache. Es handelt sich um ein Bakterium, das sich auf, in und unterhalb der Magenschleimhaut einnistet. Vor der Magensäure schützt es sich, indem es Ammoniak bildet, die diese neutralisiert.

Für eine chemisch-toxische Gastritis (Typ C) ist eine Dauerreizung der Magenschleimhaut durch aggressive chemische Substanzen verantwortlich, so vor allem die längerfristige Einnahme von nichtsteroidalen Antirheumatika, aber auch langfristiger (exzessiver) Konsum von Alkohol oder Nikotin.

Bei einer Autoimmungastritis (Typ A) richten sich infolge eines fehlgesteuerten Immunsystems körpereigene Antikörper gegen die salzsäureproduzierenden Zellen der Magenschleimhaut sowie den Intrinsic Factor, einer von den Belegzellen der Magenschleimhaut gebildeten Eiweißverbindung, die zur Aufnahme von Vitamin $B_{12}$ notwendig ist. Mit fünf Prozent ist die Autoimmungastritis die seltenste Form der chronischen Magenschleimhautentzündung.

## ÜBERTRAGUNGSWEG UNGEKLÄRT

Der Übertragungsweg von Helicobacter-pylori-Bakterien ist ungeklärt. Überlegungen, dass die Bakterien von Mund zu Mund (zum Beispiel durch Küssen) übertragen werden können, haben sich bislang nicht bestätigt.

**Symptome:** Das Krankheitsbild reicht von Beschwerdenfreiheit (vor allem bei chronischem Verlauf) bis hin zur lebensgefährlichen Magenblutung mit Bluterbrechen (oft als Begleiterscheinung der akuten Form). Eine Verstärkung der Symptome wie Druckgefühl und Schmerzen im Oberbauch, Übelkeit und Erbrechen tritt meist während des Essens beziehungsweise unmittelbar danach auf; oft klagen die Betroffenen zusätzlich über Aufstoßen, Appetitmangel, Völlegefühl und/oder über eine neu aufgetretene Unverträglichkeit bestimmter Nahrungs- oder Genussmittel.

**Komplikationen:** Bis auf die Autoimmungastritis heilen alle Verlaufsformen, auch wenn sie mit Magenblutungen einhergehen, in der Regel folgenlos ab – vorausgesetzt, sie werden angemessen therapiert. Bei der Autoimmungastritis besteht ein erhöhtes Risiko für die Entstehung von Magenkrebs (siehe Seite 117).

**Therapie:** Die Behandlung richtet sich nach der Ursache. Akute Formen heilen bei Vermeiden der Auslöser beziehungsweise nach Besserung des auslösenden Ereignisses meist ohne spezifische Therapie von selbst ab. Sofern weitere Erkrankungen wie ein Magen- oder Zwölffingerdarmgeschwür (siehe Seite 102) bestehen und der Befall mit Helicobacter pylori vorliegt, zieht eine Infektion mit diesen Bakterien eine spezielle Antibiotikatherapie in Kombination mit einem Protonenpumpenhemmer nach sich, der die Säureproduktion im Magen hemmt (Eradikationstherapie). Bei der chemisch-toxischen Form muss die auslösende Substanz (etwa Absetzen der Schmerzmittel) gemieden werden. Ist dies nicht möglich, werden säurehemmende Medikamente zur Linderung der Symptome eingesetzt.

**Das können Sie selbst tun:** Wichtig ist, dass Sie alle Lebensmittel (Süßigkeiten, fettreiche Speisen!) und Getränke (Kaffee!), die Beschwerden auslösen, meiden und stattdessen leichter Kost den Vorzug geben (siehe Seite 43). Gegebenenfalls bietet sich auch eine mehrwöchige Ernährungsumstellung an, bei der Sie möglichst nur magenbekömmliche Speisen verzehren (siehe Seite 78). Ansonsten wirkt Heilerde oder verdünntes Natron einer Übersäuerung des Magens entgegen (Dosierung, siehe Seite 76). Wertvolle Dienste leistet auch eine Kamillen-Rollkur (siehe Seite 77).

**ACHTUNG**

Eine Autoimmungastritis kann nicht ursächlich behandelt werden. Leiden Sie daran, erhalten Sie wegen der Gefahr eines chronischen Mangels an Vitamin $B_{12}$ (perniziöse Anämie) lebenslang alle drei Monate eine Injektion mit Vitamin $B_{12}$.

# Milchzuckerunverträglichkeit

Eine Unverträglichkeit auf Milchzucker (Laktoseintoleranz) ist weit verbreitet: Bis zu zehn Prozent der Erwachsenen in Europa sind betroffen, Tendenz steigend. Ist eine Milchzuckerunverträglichkeit krankhaft, äußert sie sich bereits in früher Kindheit.

**Ursachen:** Ausgangspunkt ist eine ungenügende Aktivität beziehungsweise ein Mangel an dem Enzym Laktase in der Darmschleimhaut, das den Milchzucker in seine Bestandteile Glukose und Galaktose spaltet, die im Körper verwertet werden. Dadurch kann der Milchzucker nicht oder nur teilweise verdaut werden. Ein kompletter Laktasemangel unmittelbar nach der Geburt ist sehr selten. Allerdings können Neugeborene vorübergehend unter einer physiologisch bedingten Milchzuckerunverträglichkeit leiden, bis sich die Enzymausstattung aufgebaut hat. Bei Erwachsenen ist eine – häufig erblich bedingte – Rückbildung der Enzymausstattung die Ursache. Zudem gehen einige (Dünn-)Darmerkrankungen oft mit einer Milchzuckerunverträglichkeit einher, so vor allem Sprue beziehungsweise Zöliakie (siehe Seite 112).

**Symptome:** Blähungen, Darmgeräusche, krampfartige Bauchschmerzen bis hin zu Durchfall und Resorptionsstörungen wie Blutarmut, Eisen- und Kalziummangel.

**Komplikationen:** In schweren Fällen leidet der Betroffene unter Gewichtsverlust und verschiedenen Mangelsymptomen, die auf Resorptionsstörungen zurückzuführen sind; bei Kindern kommt es zu ausgeprägten Gedeihstörungen.

**Therapie:** Einzig wirksam ist ein konsequenter Verzicht auf die unverträglichen Nahrungsmittel; mitunter genügt es, milchzuckerhaltige Produkte zu reduzieren, etwa Joghurt auf mehrere kleine Portionen am Tag zu verteilen. Auch eine Enzymersatztherapie mit Laktasemitteln kann helfen. Bei Zöliakie siehe Seite 113.

**Das können Sie selbst tun:** Suchen Sie gegebenenfalls eine Ernährungsberatung auf, die Ihnen Alternativlebensmittel nennt, um Ihren täglichen Bedarf an Kalzium und anderen Nährstoffen zu decken, die in Milch und Milchprodukten enthalten sind. Verzichten Sie im Zweifelsfall auf Fertigprodukte, bei denen Sie nicht eindeutig ermitteln können, ob diese Milchzucker enthalten.

**WICHTIG**

Milchzucker ist nicht nur in Milchpulver, Milch, Kondensmilch oder Milchschokolade enthalten, sondern auch in Butter, Buttermilch, Crème fraîche, Dickmilch, Eiscreme, Frischkäse, Hüttenkäse, Joghurt, Kaffeesahne, Kefir, (Mager-)Quark, Nougat, Pudding, süßer und saurer Sahne sowie in Schmelzkäse, verschiedenen anderen Käsesorten und in vielen Fertiggerichten.

# Nahrungsmittelallergie

Ausgangspunkt einer Nahrungsmittelallergie ist eine fehlgesteuerte Immunreaktion gegenüber bestimmten Nahrungsmitteln beziehungsweise einzelnen Bestandteilen oder Zusatzstoffen von Nahrungsmitteln, die über Mund und Magen-Darm-Trakt in den Körper gelangen. Die meisten Menschen mit einer Nahrungsmittelallergie leiden zunächst an einer Pollenallergie (»Heuschnupfen«). Mit der Zeit beginnt das Immunsystem dann auch gegenüber jenen Substanzen Antikörper zu entwickeln, die den ursprünglichen Allergieauslösern (Allergene) in ihrer chemischen Struktur ähnlich sind – es entwickelt sich eine sogenannte Kreuzallergie. Hierzulande leiden etwa fünf Prozent der Bevölkerung unter einer Nahrungsmittelallergie, Kinder sind besonders oft betroffen. Zum Unterschied zwischen Nahrungsmittelallergie und -unverträglichkeit siehe unten.

**Ursachen:** Vermutlich besteht eine erbliche Neigung in Kombination mit bestimmten Umweltfaktoren. So steigt die Wahrscheinlichkeit, an einer Nahrungsmittelallergie zu erkranken, wenn Eltern und/oder Geschwister betroffen sind.

**Symptome:** Am häufigsten rufen die allergieauslösenden Stoffe Hautveränderungen wie Juckreiz, Nesselsucht oder Ausschlag hervor, seltener führen sie zu Schwellungen im Rachen, Schnupfen

## ALLERGIE ODER UNVERTRÄGLICHKEIT?

> Bei der Nahrungsmittelallergie kommt es zu einer meist auch diagnostisch nachweisbaren Immunreaktion gegen bestimmte Stoffe (wie erhöhte Immunglobulin-E-Werte). Diese bleibt bei einer Nahrungsmittelunverträglichkeit aus; folglich hilft auch keine Messung von IgE-Antikörpern im Blut weiter.

> Bei einer Allergie lösen bereits geringste Mengen des Allergens eine heftige Reaktion aus. Bei einer Unverträglichkeit hängt die Intensität der Symptome vor allem von der Menge des verzehrten unverträglichen Lebensmittels bzw. -bestandteils ab.

> Die häufigste Ursache einer Nahrungsmittelunverträglichkeit ist ein angeborener oder erworbener Enzymmangel (siehe Milchzuckerunverträglichkeit, Seite 106, Zöliakie/Sprue, Seite 112).

108

und Bronchialasthma oder zu Verdauungsstörungen wie Bauchschmerzen, Durchfall und/oder Erbrechen.

**Komplikationen:** Im Extremfall kann sich ein anaphylaktischer Schock mit starken Hautreaktionen, Herzrasen, schnellem Puls und Blutdruckabfall bis hin zum Herz-Kreislauf-Stillstand und/oder Atemnot bis hin zum Atemstillstand entwickeln.

**Therapie:** Wichtigste Behandlungsmaßnahme ist das konsequente Vermeiden der Auslöser. Insbesondere wenn gleichzeitig eine Pollenallergie besteht, kann eventuell eine Hyposensibilisierung (spezifische Immuntherapie) helfen: Hierbei werden dem Organismus in einem bestimmten Zeitintervall die auslösenden Substanzen in immer höheren Dosierungen zugeführt, um ihn mit der Zeit unempfindlich gegen diese zu machen.

**Das können Sie selbst tun:** Wenn Sie gegen mehrere Nahrungsmittel(gruppen) allergisch reagieren, sodass eine Unterversorgung mit Nährstoffen nicht ausgeschlossen werden kann, sollten Sie eine Ernährungsberatung aufsuchen, um einen individuell abgestimmten Ernährungsplan zu entwickeln.

## Refluxkrankheit

Bei der Refluxkrankheit kommt es infolge eines unzureichenden Verschlusses des unteren Speiseröhrenschließmuskels (Sphinkter) zu einem Rückfluss von saurem Mageninhalt (Reflux) in die Speiseröhre. Dadurch ist die säureempfindliche Schleimhaut der Speiseröhre einer anhaltenden Reizung ausgesetzt. Entzünden sich Anteile der Speiseröhrenschleimhaut, entwickelt sich eine refluxbedingte Speiseröhrenentzündung und es können bleibende Schäden entstehen.

**Ursachen:** Unbekannt; in 90 Prozent der Fälle besteht gleichzeitig ein Zwerchfellbruch, der in der Regel jedoch keine weiteren Beschwerden verursacht und deshalb oft unerkannt bleibt. Fest steht, dass Faktoren wie Übergewicht, eine fettreiche Ernährung sowie der regelmäßige Genuss von Alkohol, Nikotin und/oder Kaffee die Entstehung der Erkrankung begünstigen.

**Symptome:** Saures Aufstoßen und Sodbrennen, Druckgefühl und/oder brennende Schmerzen hinter dem Brustbein, Brennen der Speiseröhre beim Schlucken, eventuell auch Heiserkeit und trockener Reizhusten. Meist treten die Beschwerden bevorzugt nach den Mahlzeiten und zudem oft nachts auf.

**Komplikationen:** Häufigste Komplikationen sind Blutungen sowie eine Verengung der Speiseröhre. Mitunter kommt es auch zu einer krankhaften Umbildung der Speiseröhrenschleimhaut (Barrett-Syndrom), die unbehandelt im Extremfall die Entstehung von Speiseröhrenkrebs (siehe Seite 117) zur Folge haben kann.

**Therapie:** Medikamente zur Bindung der Magensäure beziehungsweise zur Hemmung der Magensäurebildung und/oder zur Beschleunigung der Magenentleerung lindern die Beschwerden.

**Das können Sie selbst tun:** Vermeiden Sie generell Lebensmittel, die Sodbrennen auslösen können (siehe Seite 86) und essen Sie mehrere kleine Portionen am Tag anstelle von zwei oder drei »großen« Mahlzeiten. Wichtig ist, dass Sie sich mindestens drei Stunden nach dem Essen nicht hinlegen. Zur Vorbeugung von Sodbrennen nach dem Essen hat sich auch Kaugummikauen unmittelbar nach Beenden der Mahlzeit bewährt (siehe Seite 86). Weitere Tipps zur Selbsthilfe finden Sie ab Seite 84.

## Reizdarm

Der Reizdarm beruht auf einer funktionellen Störung (siehe Seite 9). Nach internationaler Übereinkunft liegt ein Reizdarm vor, wenn die Beschwerden innerhalb der letzten zwölf Monate mindestens zwölf Wochen lang anhielten und in diesem Zeitraum immer wieder für mehrere Tage oder Wochen auftraten. Meistens macht sich die Erkrankung das erste Mal zwischen dem 20. und 40. Lebensjahr bemerkbar.

**Ursachen:** Unbekannt; vermutlich sind Funktionsstörungen der Nerven im Magen-Darm-Trakt an der Entstehung der Erkrankung beteiligt, wodurch eine erhöhte Reizempfindlichkeit in Magen und Darm besteht. Fest steht, dass Reizdarmpatienten sehr viel empfindlicher auf Dehnungsreize reagieren als Gesunde. So nehmen Betroffene Verdauungsvorgänge, wie zum Beispiel das Füllen einzelner Darmregionen mit Nahrungsbrei oder auch Gasansammlungen, genau wahr und empfinden diese als

**DAS ZWERCHFELL**

Das Zwerchfell trennt den Brustraum vom Bauchraum und ist an der Atmung beteiligt. Die Speiseröhre geht durch eine Öffnung im Zwerchfell in den Magen über. Ist das umliegende Muskelgewebe geschwächt, kann sich ein Zwerchfellbruch entwickeln, der möglicherweise an der Entstehung einer Refluxkrankheit beteiligt ist.

REIZDARM DURCH
DARMINFEKTION?
Studien legen nahe, dass
auch akute bakterielle
Darminfektionen einen
Reizdarm auslösen können;
die genauen Zusammen-
hänge sind jedoch nach
wie vor ungeklärt.

schmerzhaft. Außerdem können bereits geringe Dehnungen im Darm einen Stuhlreflex auslösen. Was genau dahinter steckt, ist noch unklar; eventuell könnten – auch – eine gestörte Schmerzwahrnehmung oder -verarbeitung im Gehirn eine Rolle spielen oder Bewegungsstörungen im Magen-Darm-Trakt, wie eine verlangsamte oder beschleunigte Magen-Darm-Aktivität beziehungsweise eine unzureichende oder auch überaktive Darmbewegung. Da die Beschwerden oft durch Stress oder starke Emotionen ausgelöst oder verstärkt werden, sind psychische Faktoren vermutlich ebenfalls beteiligt.

**Symptome:** Oft wandernde (einmal eher im linken, ein anderes Mal eher im rechten Unter- oder Oberbauch), dumpfe, drückende oder krampfartige Bauchschmerzen, die mäßig bis heftig sein können. Meist bestehen zusätzlich Appetitlosigkeit, Völlegefühl und Blähungen. Häufig wechseln breiiger bis flüssiger Stuhl und Verstopfung mit hartem, schafskotähnlichem Stuhl ab; mitunter weist der Stuhl blasige Schleimbeimengungen auf. Oft lassen die Beschwerden nach der Stuhlentleerung deutlich nach.

**Komplikationen:** Trotz starker Beeinträchtigungen sind schwer wiegende Folgeschäden nicht zu befürchten. Ein Reizdarm schränkt zwar erheblich die Lebensqualität, nicht aber die Lebenserwartung ein; ebenso besteht auch kein erhöhtes Risiko für Darmkrebs oder eine chronisch-entzündliche Darmerkrankung.

**Therapie:** Eine ursächliche Behandlung ist nicht möglich. Deshalb beschränkt sich die Therapie im Wesentlichen auf eine Linderung der Symptome, etwa durch Wärmeanwendungen bei Bauchschmerzen oder durch den Einsatz von fertig zubereiteten Pflanzenextrakten bei Begleiterscheinungen wie Völlegefühl oder anhaltender Appetitlosigkeit. Vielen Reizdarmpatienten hilft eine Kombinationstherapie aus krampflösenden Mitteln und standardisierten Pfefferminzölpräparaten (siehe Erfolgstipp, rechts).

Wichtig ist eine Ernährungsberatung zur Analyse und Veränderung eines möglicherweise ungünstigen Essverhaltens sowie der Verzicht auf individuell unverträgliche Speisen (zum Beispiel Zwiebeln, Kohl) oder Nahrungsbestandteile (wie Milch- oder Fruchtzucker) beziehungsweise Zusatzstoffe. Oft ist auch das Er-

lernen von Entspannungstechniken und/oder eines Stressmana-
gements sinnvoll, das gegebenenfalls mit einer Psychotherapie
kombiniert wird. Einige Patienten haben mit Heilfasten oder
einer Colon-Hydro-Therapie (siehe Seite 40) gute Erfahrungen
gemacht. Können die auslösenden Faktoren weitgehend vermie-
den werden, kann sich das Krankheitsbild deutlich bessern. Vielen Reizdarmkranken haben Akupunktur oder Bioresonanztherapie geholfen; erste Studien lassen auf eine therapeutische Wirksamkeit beider Verfahren schließen. Bei der Akupunktur wird
über die Nadelung spezieller Punkte das Meridiansystem des
Körpers beeinflusst. Die Bioresonanztherapie arbeitet mit einem
Gerät, das krankmachende Störschwingungen des Körpers auf-
nimmt, diese in harmonische Eigenschwingungen umwandelt
und an den Organismus zurückleitet, um so die körpereigenen
Selbstheilungskräfte zu aktivieren. Für einen tiefgreifenden
therapeutischen Effekt beider Methoden sind mehrere Sitzungen nötig.

**Das können Sie selbst tun:** Je nachdem, welche Symptome im Vordergrund stehen, siehe zur Selbsthilfe ab Seite 55. Anis-Fenchel-Kümmel-Mischungen als Teezubereitungen haben sich ebenso bewährt wie die regelmäßige Einnahme von Heilerde (zum Beispiel als Kapseln, zwei- bis dreimal täglich drei Stück). Manchen Betroffenen hilft auch eine acht- bis zwölfwöchige Kur mit Colibiogen®, einem Schleimhauttherapeutikum mit entzündungshemmender und immunregulierender Wirkung, das auf den Stoffwechselprodukten des Bakteriums Escherichia coli (Stamm Laves) basiert. Wenn Sie sich über die Auslöser Ihrer Beschwerden (noch) nicht ganz im Klaren sind, empfiehlt es sich, ein Tagebuch zu führen, in dem Sie möglichst detailliert die Ereignisse oder Situationen aufführen, die einer Schmerzattacke vorausgegangen sind.

**ACHTUNG**
Liegt eine Gallenblasenentzündung bzw. ein Verschluss der Gallenwege oder ein Leberschaden vor, darf Pfefferminzöl nicht angewendet werden.

**GU-ERFOLGSTIPP**

**PFEFFERMINZÖL HILFT BEI REIZDARM**

In einer randomisierten kontrollierten Studie (2008) haben britische Wissenschaftler jetzt bestätigt, dass Pfefferminzöl mindestens ebenso wirksam Reizdarmbeschwerden lindert wie krampflösende Medikamente (Spasmolytika). Dabei beruht der therapeutische Effekt auf der Fähigkeit des Pfefferminzöls, die Darmmuskulatur zu entspannen und so Bauchschmerzen zu lindern beziehungsweise vorzubeugen.
Zur Einnahme empfehlen sich magensaftresistente Kapseln (drei- bis viermal täglich eine Kapsel) oder Tropfen (dreimal täglich zwei Tropfen) in einem Glas warmem Wasser vor dem Essen.

## Reizmagen

Als Reizmagen (funktionelle Dyspepsie) werden funktionelle Beschwerden bezeichnet, die offenbar vom Magen ausgehen, für die es jedoch keine organische Ursache gibt. Das Krankheitsbild ist relativ vielfältig, im Vordergrund stehen jedoch Beschwerden im (Ober-)Bauch, die mindestens drei Monate lang anhalten oder immer wieder für Tage oder Wochen auftreten.

**Ursachen:** Siehe Reizdarm, Seite 109. Außerdem ist ein Zusammenhang mit psychischen Faktoren wahrscheinlich, da sich die Beschwerden nach Ärger und/oder in stressbelasteten Situationen oft verschlimmern.

**Symptome:** Brennende, krampfartige oder dumpfe Schmerzen im Oberbauch, die meist unabhängig von der Nahrungsaufnahme auftreten beziehungsweise dadurch gebessert werden. Zusätzlich besteht oft ein vorzeitiges Völle- beziehungsweise Sättigungsgefühl während einer Mahlzeit. Auch Appetitlosigkeit, Blähungen, Übelkeit und Erbrechen können auftreten.

**Komplikationen:** Siehe Reizdarm, Seite 110.

**Therapie:** Siehe Reizdarm, Seite 110; oft lindern Medikamente, die die Säureproduktion hemmen, oder standardisierte Pflanzenextrakte zur Regulierung der Magenbewegung die Beschwerden.

**Das können Sie selbst tun:** Wärmeanwendungen zum Beispiel mithilfe eines feuchten Bauchwickels oder einer Wärmflasche lindern akute Schmerzen im Oberbauch. Gewöhnen Sie sich an, vor jeder Mahlzeit eine lauwarme Tasse Kamillentee in kleinen Schlucken zu trinken – das beruhigt den gereizten Magen. Wichtig ist auch, sich nach den Mahlzeiten Ruhe zu gönnen: Eine Auszeit von mindestens 15 Minuten kann helfen, dass der Verdauungsprozess nicht von Magenschmerzen begleitet wird. Je nachdem, welche Symptome zusätzlich im Vordergrund stehen, finden Sie weitere Selbsthilfemaßnahmen ab Seite 55.

## Zöliakie/Sprue

Zöliakie beziehungsweise Sprue beruht auf einer Unverträglichkeit des Klebereiweißes Gluten. Gluten kommt in vielen Getreidesorten vor, insbesondere in Weizen, Roggen, Hafer, Gerste,

---

**REIZDARMSYNDROM**

Da sich die Symptome von Reizmagen und Reizdarm zum Teil überschneiden, eine eindeutige Abgrenzung zwischen beiden Krankheiten also oft nicht möglich ist, hat sich der Überbegriff »Reizdarmsyndrom« eingebürgert.

Dinkel oder Grünkern. Besteht die Erkrankung von Geburt an, wird sie Zöliakie genannt, macht sie sich erst im Erwachsenenalter (meist erstmals zwischen dem 30. und 40. Lebensjahr) bemerkbar, wird sie als Sprue bezeichnet. Frauen sind häufiger betroffen als Männer. Die häufigere Form ist die Zöliakie, deren Symptome sich bereits im Säuglingsalter zeigen. Sie geht immer mit einer Milchzuckerunverträglichkeit (siehe Seite 106) einher.

**Ursache:** Zöliakie beziehungsweise Sprue ist eine vererbbare, genetisch bedingte Autoimmunkrankheit (siehe Seite 118).

**Symptome:** Typisch sind Durchfälle mit fetthaltigen Stühlen, Blähungen, ein aufgetriebener Bauch und Gewichtsverlust. Eventuell stellen sich mit der Zeit weitere Beschwerden ein infolge der gestörten Aufnahme von Nährstoffen, zum Beispiel rasche Ermüdbarkeit bei chronischem Eisenmangel.

**Komplikationen:** Bleibt die Unverträglichkeit unerkannt, entwickelt sich eine chronische Entzündung der Dünndarmschleimhaut, wodurch die lebensnotwendige Nährstoffaufnahme durch den Dünndarm allmählich behindert wird, bis schließlich gar keine Nährstoffe mehr aufgenommen werden können. Infolgedessen kommt es zu einem starken Gewichtsverlust und schweren Mangelerscheinungen (Malabsorption). Auf welchem Weg Gluten die Dünndarmschleimhaut schädigt, ist bislang nicht bekannt. Hinzu kommt ein stark erhöhtes Risiko für die Entstehung eines bösartigen Dünndarmlymphoms.

**Therapie:** Mit einer lebenslangen glutenfreien Ernährung können die Beschwerden völlig verschwinden und die Schleimhautschädigungen sich nach einigen Monaten wieder vollständig zurückbilden. Damit sinkt auch das Risiko für die Entstehung eines bösartigen Dünndarmlymphoms gegen null.

**Das können Sie selbst tun:** Suchen Sie gegebenenfalls eine Ernährungsberatung auf, um herauszufinden, welche Lebensmittel Sie meiden müssen und welche für Sie unbedenklich sind. Oft profitieren Betroffene auch vom Anschluss an eine Selbsthilfegruppe: Hier erhält man unter anderem viele Anregungen und Rezepte für glutenfreies Kochen und Backen sowie Adressen von Bäckereien in Ihrer Nähe, die glutenfreie Backwaren anbieten.

## IN DIESEN PRODUKTEN STECKT GLUTEN

> Brote, Brötchen, mehlhaltiges Gebäck
> Pizza, (Hartweizengrieß-) Nudeln
> Cornflakes, Haferflocken, Müsliriegel
> Hefe oder Backpulver auf Weizenbasis
> Panierte Lebensmittel und mit Mehl eingedickte Saucen
> Grießhaltige Lebensmittel (zum Beispiel Grießknödel, Grießbrei, Grießeinlagen in Suppen)
> Fast alle Fertigprodukte

## Bauchfellentzündung, akute

| | |
|---|---|
| **Symptome** | Heftigste, genau lokalisierbare Bauchschmerzen, die sich durch Bewegung verschlimmern; brettharte, gespannte Bauchdecke; eventuell Fieber, Bewusstseinstrübung |
| **Ursache** | Meist schwere Erkrankung eines Bauchorgans als Anfangsursache, etwa ein Blinddarm-, Magen- oder Darmdurchbruch, wodurch zum Beispiel Magen- oder Darminhalt in die Bauchhöhle gelangen |
| **Therapie** | Sofortige Notoperation; Spülung der Bauchhöhle; Absaugen der eitrigen Sekrete; hoch dosierte Antibiotikatherapie |
| **Selbsthilfe** | Vorsichtiger Kostaufbau unter ärztlicher Anleitung |

## Bauchspeicheldrüsenentzündung, akute

| | |
|---|---|
| **Symptome** | Heftige, bohrende Schmerzen tief im Oberbauch, die von der Mitte gürtelförmig nach allen Seiten ausstrahlen; Übelkeit, Erbrechen, kaltes Schwitzen, Fieber |
| **Ursache** | Oft Abflussbehinderung der Verdauungssäfte in den Darm (etwa durch Gallensteine), mitunter auch langjähriger Alkoholkonsum, Medikamente (wie Kortison) oder Virusinfektionen (zum Beispiel Mumps) |
| **Therapie** | Sofort ins Krankenhaus; Infusionen und künstliche Ernährung; Schmerzmittel |
| **Selbsthilfe** | Nach überstandener Erkrankung vorsichtiger Kostaufbau mit Tee und Zwieback, dann leicht verdauliche fettarme Kost; Verzicht auf Alkohol und alle Medikamente |

## Bauchspeicheldrüsenentzündung, chronische

| | |
|---|---|
| **Symptome** | Wiederkehrende, von der Mitte gürtelförmig ausstrahlende Schmerzen in der Tiefe des Oberbauchs; Unverträglichkeit von fetten Speisen; Fettstühle, Durchfall |
| **Ursache** | Meist chronischer Alkoholmissbrauch; seltener Gendefekte, eine Fehlanlage der Bauchspeicheldrüsengänge, Medikamente oder Stoffwechselstörungen |
| **Therapie** | Therapie der entzündlichen Schübe wie bei akuter Form; Verabreichen von Bauchspeicheldrüsenenzymen, eventuell auch von fettlöslichen Vitaminen, oft Insulinbehandlung; oft chirurgische Entfernung von geschädigtem Gewebe |
| **Selbsthilfe** | Kohlenhydratreiche Kost mit häufigen kleinen Mahlzeiten; konsequenter Verzicht auf Alkohol und Medikamente, die die Bauchspeicheldrüse schädigen, wie Betablocker |

## Bauchspeicheldrüsenkrebs

| | |
|---|---|
| **Symptome** | Druckgefühl im Oberbauch, eventuell Symptome einer akuten Bauchspeicheldrüsenentzündung; Rückenschmerzen, Linderung bei nach vorn gebeugtem Oberkörper; Gewichtsabnahme |
| **Ursache** | Unbekannt; Raucher tragen ein erhöhtes Risiko, ebenso Personen mit chronischer Bauchspeicheldrüsenentzündung oder einigen seltenen Erbkrankheiten |

| Therapie | Operative Entfernung des Tumors; Chemo- und/oder Strahlentherapie |
| Selbsthilfe | Ernährungsumstellung nach ärztlicher Anleitung |

## Blinddarmentzündung (Appendizitis)

| Symptome | Zunächst dumpfe Schmerzen im Oberbauch, die in den rechten Unterbauch wandern, stechend werden und sich durch Erschütterung, Bücken oder Druck verschlimmern |
| Ursache | Unklar; Ausgangspunkt ist eventuell die Verlegung des Wurmfortsatzes (Teil des Blinddarms), etwa durch Abknicken, verfestigten Stuhl oder Fremdkörper; dadurch vermehren die sich im Blinddarm befindlichen Bakterien und lösen eine Entzündung aus |
| Therapie | Operative Entfernung des Blinddarms (Appendix vermiformis) |
| Selbsthilfe | Nach der Operation Schonkost (siehe Seite 43), bis die Narbe verheilt ist |

## Darmverschluss mechanischer Ursache

| Symptome | Diffuse Bauchschmerzen; aufgetriebener, druckschmerzhafter, eventuell auch »harter« Bauch; fehlender Stuhlgang; eventuell Abgang von Blut und Schleim |
| Ursache | Verlegung der Darmpassage, zum Beispiel durch einen Tumor, Polypen oder einen Fremdkörper; dadurch kann weder Nahrung noch Stuhl befördert werden |
| Therapie | Operation zur Beseitigung des den Verschluss auslösenden Hindernisses; Infusionen zum Ausgleich des Flüssigkeits- und Salzhaushalts; eventuell Antibiotika |
| Selbsthilfe | Nach überstandener Krankheit beziehungsweise Operation Kostaufbau mit schluckweise Teetrinken und passierter Nahrung, später Schonkost (siehe Seite 43) |

## Dickdarmpolypen

| Symptome | Keine; werden meist zufällig im Rahmen einer Darmspiegelung entdeckt |
| Ursache | Eventuell erblich; Ausgangspunkt ist ein (altersbedingtes) Ungleichgewicht zwischen Abbau und Erneuerung der Darmschleimhaut, es entstehen mehr neue Zellen, als alte absterben; die überzähligen Zellen wölben sich ins Darminnere vor |
| Therapie | Abtragung der Polypen mit dem Endoskop im Rahmen einer Darmspiegelung; die rechtzeitige Entfernung der Polypen ist wichtig zur Vorbeugung von Darmkrebs |
| Selbsthilfe | Maßnahmen zur Vorbeugung sind eine Umstellung der Ernährung hin zu ballaststoffreicher Kost bei Verstopfung sowie regelmäßige Bewegung; bei Übergewicht eine kalorienarme Ernährung zur Wiedererlangung des Normalgewichts |

## Dick- und Mastdarmkrebs

| Symptome | Wiederkehrende, dumpfe, bohrende oder krampfartige Bauchschmerzen; Veränderungen der Stuhlgewohnheiten, zum Beispiel Durchfall im Wechsel mit Verstopfung; eventuell Blutbeimengungen im Stuhl |

# Bei diesen Krankheiten ist ärztliche Soforthilfe nötig

**Ursache**    Familiäre Vorbelastung oder genetische Faktoren, Darmpolypen, langjährige chronisch-entzündliche Darmerkrankungen; eine ballaststoffarme, fett- und fleischreiche Ernährung erhöht das Erkrankungsrisiko

**Therapie**    Operative Entfernung des Darmabschnitts; eventuell Chemotherapie

**Selbsthilfe**    Ernährungsumstellung nach ärztlicher Anleitung

### Divertikulitis (akute Entzündung eines oder mehrerer Divertikel = sackförmige Ausstülpungen der Darmschleimhaut)

**Symptome**    Krampfartige Schmerzen im linken Unterbauch; Verstärkung der Beschwerden durch Erschütterung beziehungsweise nach dem Essen; eventuell Fieber

**Ursache**    Darminhalt in einem Divertikel

**Therapie**    Antibiotika, eventuell Abszessdrainage, bei Darmverengung operative Entfernung des betroffenen Darmabschnitts

**Selbsthilfe**    Nach überstandener Krankheit ballaststoffreiche Kost zur Vermeidung erneuter Krankheitsschübe; viel trinken sowie regelmäßige körperliche Aktivität

### Durchbruch eines Magen- oder Zwölffingerdarmgeschwürs

**Symptome**    Plötzliche messerstichartige, extrem heftige Bauchschmerzen, zunehmend schlechter Allgemeinzustand

**Ursache**    Ein nicht (ausreichend) behandeltes Geschwür des Magens oder Zwölffingerdarms

**Therapie**    Operation, zum Beispiel zur Teilentfernung von Gewebe

**Selbsthilfe**    Nach überstandener Krankheit Umstellung der Ernährung auf vier bis sechs kleine Mahlzeiten; Verzicht auf Alkohol, Nikotin, Koffein, auf scharfe und stark gebratene Speisen, strikte Vermeidung von Aspirin® und ähnlichen Schmerzmitteln; eventuell Umstellung von Medikamenten

### Gallenblasenentzündung, akute

**Symptome**    Immer heftigere Schmerzen im rechten Oberbauch, die oft gürtelförmig nach rechts in den Rücken ausstrahlen; Verstärkung der Schmerzen durch Erschütterung; Fieber

**Ursache**    Meist Verlegung der Gallengänge durch einen Gallenstein

**Therapie**    Operative Entfernung der Gallenblase; Antibiotika

**Selbsthilfe**    Fettarme, ballaststoffreiche Ernährung; eventuell Abbau von Übergewicht

### Gallenkolik als Folge eines Gallensteins

**Symptome**    Extrem heftige, krampfartige, zum Teil schubförmige oder andauernde Schmerzen im rechten Oberbauch, eventuell auch im Mittelbauch; strahlen in Rücken und Schulter aus; eventuell Erbrechen; eventuell Fieber; eventuell Schweißausbrüche

| | |
|---|---|
| **Ursache** | Ein eingeklemmter Gallenstein, etwa im Gallenblasenhals |
| **Therapie** | Operative Entfernung des Gallensteins und meist auch der Gallenblase |
| **Selbsthilfe** | Fettarme, ballaststoffreiche Ernährung; eventuell Abbau von Übergewicht |

## Magenkrebs

| | |
|---|---|
| **Symptome** | Druckgefühl oder Schmerzen im Oberbauch; Völlegefühl; Abgeschlagenheit; Übelkeit; Gewichtsverlust; neu aufgetretene Abneigung gegen Fleisch |
| **Ursache** | Unklar; vermutlich genetische Veranlagung in Kombination mit ungünstigen Essgewohnheiten (wie häufiger Verzehr geräucherter oder gepökelter Fleischwaren) und/oder Nikotin- oder Alkoholkonsum; Vorerkrankungen der Magenschleimhaut, vor allem Autoimmungastritis (siehe Seite 104) |
| **Therapie** | Operative Entfernung des Magens und Anlage eines Ersatzmagens; eventuell Chemo- und/oder Strahlentherapie |
| **Selbsthilfe** | Umstellung der Ernährung auf sechs kleine Mahlzeiten pro Tag |

## Speiseröhrenentzündung

| | |
|---|---|
| **Symptome** | Schluckbeschwerden; Brennen der Speiseröhre beim Schlucken; Druckgefühl und/oder brennende Schmerzen hinter dem Brustbein |
| **Ursache** | Meist nicht (ausreichend) behandelte Refluxkrankheit (siehe Seite 108); mitunter auch langjähriger Alkoholmissbrauch; selten Säure- und Laugenverätzungen oder bestimmte Medikamente; sehr selten Infektionen mit Pilzen oder Viren |
| **Therapie** | Medikamente zur Bindung der Magensäure beziehungsweise zur Hemmung der Magensäurebildung |
| **Selbsthilfe** | Vermeiden von schleimhautschädigenden Substanzen (wie Nikotin und Alkohol); Ernährungsumstellung; letzte Mahlzeit vier Stunden vor dem Zubettgehen; Schlafen mit erhöhtem Oberkörper |

## Speiseröhrenkrebs

| | |
|---|---|
| **Symptome** | Starke Schluckbeschwerden; rascher Gewichtsverlust; eventuell Hochwürgen von unverdauten Speisen; eventuell fauliges Aufstoßen; eventuell Schluckblockade |
| **Ursache** | Schleimhautschädigende Einflüsse wie langjähriger Alkohol- und/oder Nikotinkonsum beziehungsweise häufiger Genuss von gepökelten Fleischwaren (Nitrite!); bestimmte Vorerkrankungen, wie krankhafte Umbildung der Speiseröhrenschleimhaut (Barrett-Syndrom) als Folge der Refluxkrankheit (siehe Seite 108) |
| **Therapie** | Endoskopische Abtragung im Frühstadium, ansonsten Operation; Chemo- und Strahlentherapie |
| **Selbsthilfe** | Ernährungsumstellung nach ärztlicher Anleitung; Verzicht auf Nikotin, Alkohol |

# Glossar

### adenomatöse Polypen

Aussprossungen der Dickdarmschleimhaut, die im weiteren Verlauf zu einem bösartigen Tumor (Darmkrebs) entarten können

### aerob

Sauerstoff zum Leben brauchend (zum Beispiel aerobe Bakterien)

### akuter Bauch (akutes Abdomen)

medizinischer Begriff für eine plötzlich einsetzende, oft lebensbedrohliche Erkrankung im Bereich der Bauchhöhle (zum Beispiel Magen- oder Darmwanddurchbruch)

### anaerob

lebensfähig ohne Sauerstoff (zum Beispiel anaerobe Bakterien im Verdauungstrakt)

### anaphylaktischer Schock

unmittelbare, oft lebensbedrohliche allergische Reaktion auf Medikamente, Insektenstiche oder auf bestimmte Nahrungsmittel; leichtere Formen äußern sich durch Nesselsucht, niedrigem Blutdruck oder Verkrampfung der Muskeln in den Bronchien, im schlimmsten Fall kommt es zum Kreislaufzusammenbruch und Tod

### Autoimmunerkrankung

Krankheit, bei der sich Abwehrreaktionen des Immunsystems gegen körpereigene Strukturen wie Eiweiße oder Gewebe richten

### Cholera

schwere, mitunter tödlich verlaufende bakterielle Erkrankung mit heftigen, reiswasserähnlichen Durchfällen; wird verursacht durch das Gift (Toxin) der Vibrio-cholerae-Bakterien

### Darmbarriere

Strukturen des Darms, die den Organismus vor schädlichen Substanzen schützen; dazu gehören die Schleimhaut des Darms mit der Darmflora oder die Submukosa (siehe dort)

### Darmdysbiose

Fehlbesiedelung des Darms als Folge eines gestörten Gleichgewichts der Darmflora

### Darmzotten

kleine Erhebungen (Ausstülpungen) auf den Falten der Schleimhaut des Dünndarms, die eine Vergrößerung der Schleimhautoberfläche für eine optimale Nährstoffaufnahme bewirken

### Dünndarmlymphom

vom lymphatischen Gewebe (Teil des körpereigenen Immunsystems) des Dünndarms ausgehender bösartiger Tumor

### Dyspepsie

Verdauungsstörung mit Beschwerden im oberen Magen-Darm-System (zum Beispiel Magenschmerzen); lässt sich keine organische Ursache feststellen, liegt eine funktionelle Dyspepsie (Reizmagen) vor

### Erstverschlimmerung

kurzzeitige Verstärkung der Beschwerden nach Beginn einer homöopathischen oder naturheilkundlichen Behandlung; gilt als Zeichen für die richtige Mittelwahl

### Essstörung

suchtartige Störung der Nahrungsaufnahme, bei der sich das Essverhalten nicht mehr nach den körperlichen Bedürfnissen, sondern nach inneren Zwängen richtet; zum Beispiel extreme Reduktion der Nahrungszufuhr bei Magersucht (Anorexia nervosa) oder Wechsel von Essanfällen mit anschließenden Kontrollmaßnahmen wie Auslösen des Brechreizes (Bulimie) oder strenge Fastenkuren

## Fistel

abnormer Verbindungsgang zwischen einem Organ und der Körperoberfläche (äußere Fistel) oder zwischen zwei oder mehreren Organen (zum Beispiel Blasenfistel)

## Gärung

Abbau organischer Substanzen in Abwesenheit von Sauerstoff; im Dickdarm unterliegen vor allem Kohlenhydrate und Ballaststoffe der Gärung, etwa wenn sie nicht zeitgerecht weitertransportiert und aufgeschlossen werden; die dabei entstehenden Gärungsprodukte können über das Blut in den Körper gelangen und sich in anderen Körpergeweben ablagern

## Gastrinom

gut- oder bösartiger Tumor des Magens, der vermehrt das Hormon Gastrin produziert, wodurch im Magen zu viel Salzsäure gebildet wird; es kommt zum Zollinger-Ellison-Syndrom (siehe dort) mit wiederkehrenden Magen- und Zwölffingerdarmgeschwüren

## gastrointestinal

Magen und Darm betreffend

## Gicht

Ablagerung von Harnsäurekristallen im Körper infolge eines erhöhten Harnsäurespiegels im Blut; dies führt zu typischen Entzündungsreaktionen zum Beispiel an Gelenken

## Hyposensibilisierung

auch spezifische Immuntherapie, SIT; kontrollierte Zufuhr kleinster Mengen von allergieauslösenden Stoffen, um das Immunsystem schrittweise daran zu »gewöhnen«; dadurch soll eine Toleranz gegen die Allergene (zum Beispiel Pollen) erzeugt werden

## Hypothalamus

im Zwischenhirn, zwischen Klein- und Großhirn gelegen, steuert unter anderem das vegetative (autonome) Nervensystem und verbindet das Zwischenhirn mit dem Hormonsystem

## Indikation

Grund zur Anwendung für eine bestimmte diagnostische oder therapeutische Maßnahme

## intestinal

den Darm betreffend

## Irrigator

Gerät, mit dem zu Hause ein Darmreinigungseinlauf durchgeführt werden kann; die Spülflüssigkeit wird mittels Schlauch und Darmrohr über den After in den Darm geleitet

## Klistierspritze

Gerät, mit dem zu Hause ein Darmreinigungseinlauf durchgeführt werden kann; die Spülflüssigkeit wird mithilfe eines Ballons über den After in den Darm geleitet

## Konstitutionstherapie

Begriff der Homöopathie; Einsatz von Mitteln, die besonders tief in das Krankheitsgeschehen eingreifen; meist zur Behandlung chronischer oder langjährig bestehender Erkrankungen

## Kotstau

Stauung von stark eingedicktem Stuhl im Dick- beziehungsweise Enddarm, wodurch der Stuhl- transport und damit die Stuhlentleerung ver- hindert wird

## limbisches System

Funktionseinheit des Gehirns, die unter ande- rem der Steuerung von Gefühlen dient und an der Übertragung von Erinnerungen in das Lang- zeitgedächtnis beteiligt ist

## Menière-Krankheit

Erkrankung unbekannter Ursache, die sich durch anfallartigen Drehschwindel, Ohrge- räusche und schwankenden Hörverlust äußert

## Nebenwirkung

therapeutisch nicht erwünschte und nicht beabsichtigte Wirkung einer medizinischen Anwendung (zum Beispiel Einnahme eines Arzneimittels)

## Nosoden

aus Krankheitserregern oder Ausscheidungs- produkten infektiöser Krankheiten hergestellte homöopathische Arzneimittel

## Osmose

lebenswichtiger Prozess im Organismus: Über- gang eines Lösungsmittels durch eine halb- durchlässige Membran von einer geringer kon- zentrierten in eine stärker konzentrierte Lösung; Ziel ist der Ausgleich des Konzentrationsunter- schieds beider Lösungen

## pathogen

krankmachend

## Peristaltik

wellenförmige Bewegung durch Zusammenzie- hung verschiedener Abschnitte eines Organs; geht von den Wänden muskulöser Hohlorgane (zum Beispiel Magen, Darm) aus und dient vor allem dem Transport des Organinhalts (etwa Nahrungsbrei)

## Phytotherapie (Pflanzenheilkunde)

Lehre der Anwendung von Heilpflanzen zu medizinischen Zwecken

## Probiotika

von griechisch pro = für, bios = Leben; Probio- tika regulieren die Darmflora und die Darmbar- riere (siehe dort); sie kommen natürlicherweise zum Beispiel in Naturjoghurt, Kefir, Butter- milch, Sauerkraut, Roter Bete oder milchsauren Gärgetränken vor; die probiotische Milchsäure entsteht durch einen speziellen Gärungsprozess durch Milchsäurebakterien. Probiotika gibt es auch als standardisierte Arzneimittel rezeptfrei in Apotheken; inzwischen enthalten auch schon viele Lebensmittel wie Joghurt, Kefir, Quark, Käse oder sogar Wurst künstlich hergestellte probiotische Zusätze

## Protonenpumpenhemmer

Medikament zur Behandlung von Magen- schleimhautentzündungen oder Magen- und Zwölffingerdarmgeschwüren; der Wirkstoff blockiert ein bestimmtes Enzym (Wasserstoff- Kalium-ATPase), das für die Säureproduktion im Magen verantwortlich ist

## Purine

wichtige Bausteine der Nukleinsäure, kommen deshalb in jeder Zelle vor; werden zu Harnsäure abgebaut; ein Überschuss an Purinen (und damit von Harnsäure) kann zu Gicht führen; Betroffene sollten purinreiche Nahrungsmittel wie Hülsenfrüchte meiden

## randomisiert

nach dem Zufallsverfahren ausgewählt, zum Beispiel die zufällige Verteilung von Probanden auf verschiedene Behandlungen im Rahmen einer Studie

## sekundäre Pflanzenstoffe

Inhaltsstoffe, die in geringen Mengen in Pflanzen vorkommen; dazu gehören zum Beispiel Aroma- und Farbstoffe, Schutz- und Abwehrstoffe oder Bitterstoffe, die die Pflanzen für ihr Wachstum brauchen oder mit deren Hilfe sie sich gegen Krankheiten, Keime oder Fressfeinde wappnen (deshalb werden sie auch Pflanzenschutzstoffe genannt); ihnen wird ein gesundheitsfördernder Effekt im Rahmen der therapeutischen Anwendung von Heilpflanzen zugeschrieben; sie unterstützen den Körper zum Beispiel bei der Bekämpfung von Bakterien oder bei der Regulierung der Verdauung

## Selbstreinigungsmechanismus

auch Clearance; Fähigkeit eines Organs, aus eigener Kraft Fremdpartikel zu entfernen

## Shigellose (bakterielle Ruhr)

schwere bakterielle Erkrankung mit heftigen, wässrigen, schleimig-blutigen Durchfällen, die durch Shigellen (stäbchenförmige Gattung von Darmbakterien) verursacht wird

## Stuhlverhalt

Unmöglichkeit, Stuhl auszuscheiden und so den Darm zu entleeren

## Submukosa

Bindegewebsschicht im Verdauungstrakt zwischen Schleimhaut (darüber) und Muskelschicht (darunter); enthält Blut- und Lymphgefäße, Nervenzellen und lokal kleinere Drüsen

## Toxine

Giftstoffe von Mikroorganismen, Pflanzen oder Tieren, die nach dem Eindringen in den Körper eine antigene Wirkung ausüben

## Ulcus, Ulkus

Geschwür; Substanzverlust an der Schleimhaut (betrifft alle Schichten) oder Haut (reicht bis in die Lederhaut); zum Beispiel Ulcus ventriculi (Magengeschwür) oder Ulcus duodeni (Zwölffingerdarmgeschwür)

## vegetatives Nervensystem

wird auch autonomes Nervensystem genannt; Teil des Nervensystems, das lebenswichtige, nicht willentlich beeinflussbare Organfunktionen steuert, zum Beispiel Verdauung, Kreislauf- und Atemfunktion

## Zollinger-Ellison-Syndrom

ständig wiederkehrende Magen- und Zwölffingerdarmgeschwüre sowie Durchfälle mit Fettstühlen infolge eines Tumors (Gastrinom) in der Bauchspeicheldrüse, der das hormonähnliche Eiweiß Gastrin produziert; Gastrin hat eine übermäßige Produktion von Magensäure zur Folge

## Zytostatika

Zellgifte, die therapeutisch im Rahmen einer Chemotherapie vor allem zur Behandlung von Krebs eingesetzt werden

# Bücher, die weiterhelfen

Bernardi, Rita/Meraner, Hannes: **Vollwert-
küche: Gesund, einfach, delikat.** Athesia
Verlag, Bozen

Dankwitz, Dorothee: **Gesund leben.
Unbeschwert essen.** Müller Verlag, Köln

Deutsche Morbus Crohn/Colitis ulcerosa
Vereinigung – DCCV e. V. (Hrsg.): **Chronisch
entzündliche Darmerkrankungen Morbus
Crohn/Colitis ulcerosa.** Hirzel Verlag,
Stuttgart

Drexel, Bärbel: **Vital mit einem gesunden
Darm: Die natürliche Darmsanierung.**
Hugendubel Verlag, München

Iburg, Anne/Spohn, Roland: **Dumonts
kleines Lexikon Heilmittel.** Dörfler Verlag,
Winterthur

Kührer, Prof. Dr. Irene/Fischer, Elisabeth:
**Essenslust stärkt Lebenskraft: Richtige
Ernährung bei Darmkrebs.** Kneipp Verlag, Wien

Schaenzler, Dr. Nicole: **Vital und gesund durch
Bitterstoffe.** Ludwig Verlag, München

Schmoll, Prof. Dr. Hans-Joachim/Bamberg,
Prof. Dr. Michael/Hohenberger, Prof. Dr.
Werner: **Darmkrebs: Patientenratgeber.**
Abw wissenschaftsverlag, Berlin

Schönfelder, Ingrid/Schönfelder, Peter:
**Das neue Handbuch der Heilpflanzen.**
Wissenschaftliche Verlagsgesellschaft, Stuttgart

Ullrich, Manfred: **Colon-Hydro-Therapie:
Chronische Krankheiten durch Darmsanierung heilen.** Oesch Verlag, Zürich

## BÜCHER AUS DEM GRÄFE UND UNZER VERLAG, MÜNCHEN

Grasberger, Dr. med. Delia: **Autogenes
Training (mit CD)**

Grillparzer, Marion: **Die neue GLYX-Diät**

Grünwald, Dr. Jörg/Jänicke, Christof: **Grüne
Apotheke**

Grünwald, Dr. Jörg/Jänicke, Christof/Hardewig,
Dr. Iris: **Quickfinder Pflanzenheilkunde**

Grünwald, Dr. Jörg/Jänicke, Christof: **Alternativ
heilen**

Kraske, Dr. med. Eva-Maria: **Säure-Basen-
Balance**

Lützner, Dr. med. Hellmut: **Wie neugeboren
durch Fasten**

Schaenzler, Dr. Nicole/Bieger, Dr. med.
Wilfried: **Laborwerte**

Schaenzler, Dr. Nicole/Koppenwallner, Dr. med.
Christoph: **Quickfinder Symptome**

Schaenzler, Dr. Nicole/Riker, Dr. med. Ulf:
**Medizinische Fachbegriffe**

Schleip, Thilo/Hoffbauer, Dr. med. Gabi:
**Reizdarm**

Wenzel, Dr. med. Petra: **Hausapotheke**

Wiesenauer, Dr. med. Markus/Kirschner-
Brouns, Dr. med. Suzann: **Das große
Homöopathie Handbuch**

# Adressen, die weiterhelfen

## Deutsche Gesellschaft für Ernährung e. V. (DGE)

Godesberger Allee 18
D-53175 Bonn
www.dge.de

## Österreichische Gesellschaft für Ernährung (ÖGE)

Zaunergasse 1–3 (Palais Fanto)
A-1030 Wien
www.oege.at

## Schweizerische Gesellschaft für Ernährung (SGE)

Effingerstraße 2
CH-3001 Bern
www.sge-ssn.ch
Gesundheitliche Aufklärung und Information über ernährungswissenschaftliche Erkenntnisse in Deutschland, Österreich und der Schweiz

## Gastro-Liga e. V.

Friedrich-List-Straße 13
D-35398 Gießen
www.gastro-liga.de
Aktuelle Informationen über die Verdauungs-organe, ihre Erkrankungen, über Vorbeugungs-maßnahmen sowie Diagnose- und Behand-lungsmöglichkeiten

## Deutsche Gesundheitshilfe e. V. (DGH)

Postfach 94 03 03
D-60461 Frankfurt
www.gesundheitshilfe.de
Bundesweite Beratung und Information zu Themen der Gesundheit

## Deutsche Krebsgesellschaft e. V. (DKG)

TiergartenTower
Straße des 17. Juni 106–108
D-10623 Berlin
www.krebsgesellschaft.de
Informationen über das Thema Krebs

## Deutsche Morbus Crohn/Colitis ulcerosa Vereinigung DCCV e. V.

Paracelsusstraße 15
D-51375 Leverkusen
www.dccv.de

## Deutsche Zöliakie Gesellschaft e. V.

Filderhauptstraße 61
D-70599 Stuttgart
www.dzg-online.de
Basisinformationen zu den Erkrankungen und Kontakte zu Betroffenen

## Ärztegesellschaft Heilfasten und Ernährung e. V.

Wilhelm-Beck-Straße 27
D-88662 Überlingen
www.aerztegesellschaftheilfasten.de
Informationen über die Praxis des Heilfastens sowie eine Liste von Ärzten und Kliniken, die therapeutisches Fasten anbieten

## Internetadressen

www.ganzimmun.de
Speziallabor mit den Schwerpunkten Stuhldiag-nostik, Immunologie, Diagnostik von Allergien und Nahrungsmittelunverträglichkeiten

www.fxmayr.com
Homepage der Internationalen Gesellschaft der F. X. MAYR-Ärzte

# Register

# Impressum

© 2009 GRÄFE UND UNZER VERLAG GmbH, München

Programmleitung: Ulrich Ehrlenspiel

Redaktion: Barbara Fellenberg

Lektorat: Angelika Lang

Bildredaktion: Die Bilderwerkstatt, Daniela Jelinek

Layout: independent Medien-Design, Claudia Hautkappe

Herstellung: Christine Mahnecke

Satz: Uhl + Massopust, Aalen

Reproduktion: Repro Ludwig, Zell am See

Druck: Firmengruppe APPL, aprinta druck, Wemding

Bindung: Firmengruppe APPL, sellier druck, Freising

ISBN 978-3-8338-1684-0

1. Auflage 2009

## Bildnachweis

Getty images: U2/S. 1, S. 42, S. 52/53; Corbis: S. 6/7; Jump fotoagentur: S. 2, S. 3 li., S. 8, S. 20, S. 30/31; Jupiterimages: S. 96; Picturepress: U4 li.; plainpicture: S. 2 re., S. 32; Schapowalow: S. 54; Weber, Marcel: Cover; Westend 61: U4 re.

Illustrationen: Ingrid Schobel, München

## Umwelthinweis

Dieses Buch wurde auf chlorfrei gebleichtem Papier gedruckt. Um Rohstoffe zu sparen, haben wir auf Folienverpackung verzichtet.

## Wichtiger Hinweis

Die in diesem Buch veröffentlichten diagnostischen und therapeutischen Ratschläge wurden mit großer Sorgfalt von den Autoren erarbeitet. Eine Garantie für ihre fachliche Richtigkeit kann jedoch nicht übernommen werden. Außerdem ersetzen sie nicht eine Beratung und gründliche Untersuchung durch Ihren Arzt. Nur er kann über Diagnose, Therapie und Dosierung von Präparaten entscheiden. Medizinische Erkenntnisse sind einem ständigen Wandel unterworfen. Empfehlungen, die bei Redaktionsschluss noch uneingeschränkt gültig waren, können durch neue Erkenntnisse revidiert oder verworfen werden, sodass eine diagnostische oder therapeutische Methode nicht mehr ange- wendet werden darf oder sollte. Eine Haftung der Autoren oder des Verlags für eventuell entstandene Schäden, die aus den im Buch gemachten Hinwei- sen entstehen, ist deshalb ausgeschlossen.

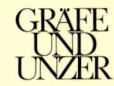

GRÄFE UND UNZER

Ein Unternehmen der GANSKE VERLAGSGRUPPE

Die GU-Homepage finden Sie unter www.gu-online.de

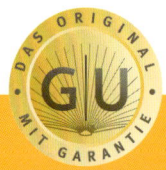

## Unsere Garantie

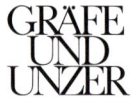

*Ein Unternehmen der*
GANSKE VERLAGSGRUPPE

# Liebe Leserin und lieber Leser,

wir freuen uns, dass Sie sich für ein GU-Buch entschieden haben. Mit Ihrem Kauf setzen Sie auf die Qualität, Kompetenz und Aktualität unserer Ratgeber. Dafür sagen wir Danke! Wir wollen als führender Ratgeberverlag noch besser werden. Daher ist uns Ihre Meinung wichtig. Bitte senden Sie uns Ihre Anregungen, Ihre Kritik oder Ihr Lob zu unseren Büchern. Haben Sie Fragen oder benötigen Sie weiteren Rat zum Thema? Wir freuen uns auf Ihre Nachricht!

GRÄFE UND UNZER VERLAG
Leserservice
Postfach 86 03 13
81630 München

Wir sind für Sie da!
Montag–Donnerstag: 8.00–18.00 Uhr
Freitag:                  8.00–16.00 Uhr
Tel.: 0180 - 500 50 54*
Fax: 0180 - 501 20 54*
E-Mail: leserservice@graefe-und-unzer.de

*(0,14 €/Min. aus dem deutschen Festnetz,
  Mobilfunkpreise können abweichen)

## Neugierig auf GU?
## Jetzt das GU Kundenmagazin und die GU Newsletter abonnieren.

Wollen Sie noch mehr Aktuelles von GU erfahren, dann abonnieren Sie unser kostenloses GU Magazin und/oder unseren kostenlosen GU-Online-Newsletter. Hier ganz einfach anmelden:
www.gu-online.de/anmeldung